AF613418

DE LA

MORVE ET DU FARCIN

Communiqués par infection médiate ou immédiate

DU CHEVAL A L'HOMME DE GUERRE

ET DES MOYENS PRATIQUES PROPRES

A EN DIMINUER LA FRÉQUENCE DANS L'ARMÉE ;

PAR

M. BERNIER,

Médecin major au 8e régiment de dragons.

PARIS,

IMPRIMÉ PAR HENRI ET CHARLES NOBLET,

Rue Saint-Dominique, 56.

—

1857

DE LA

MORVE ET DU FARCIN,

COMMUNIQUÉS PAR INFECTION MÉDIATE OU IMMÉDIATE

DU CHEVAL A L'HOMME DE GUERRE

ET DES MOYENS PRATIQUES PROPRES A EN DIMINUER LA FRÉQUENCE DANS L'ARMÉE.

A une époque où l'hygiène publique s'organise dans tous les départements avec intelligence, sous le patronage d'une administration éclairée ; quand ses bienfaits viennent chaque jour en attester l'heureuse application dans nos campagnes, il faut que chacun apporte, dans sa sphère, le tribut de ses méditations et la preuve de son bon vouloir pour la prospérité générale.

Une maladie grave, ignorée, inconnue, sévissait depuis des siècles, peut-être, quand, en 1810 pour la première fois, Valdiger signala une observation de transmission médiate de morve aiguë du cheval à l'homme. Bientôt après, en 1811, Lorain publia un second fait confirmant l'exactitude de cette première découverte, qui, malgré la consciencieuse loyauté de ces deux praticiens, les fit en quelque sorte traiter de visionnaires. Plus tard, en 1817, Sidow, médecin militaire à Dusseldorf, émit l'opinion que la morve est transmissible du cheval à l'homme. En 1821, Schalling, médecin militaire à Berlin, publia dans le *Magasin* de Rust une observation encore plus concluante. Mais ce ne fut véritablement qu'en 1827 et 1828 qu'Elliotson en Angleterre, Eck, Kerwing et quelques autres médecins en Allemagne, portèrent un jour nouveau sur cette prétendue nouvelle affection. Ils firent des expériences multipliées, dans l'espoir de démontrer, par des faits, la possibilité et le mode de transmission de la morve et du farcin des solipèdes à l'homme.

Maintenant que des faits nous ont placé en face de ce fléau qui met chaque année quatre-vingt mille cavaliers en présence de cinquante mille chevaux qui fournissent, l'année 1852 prise pour exemple, neuf cent dix-neuf cas de morve ou de farcin parmi les chevaux de troupe, et cinquante-huit sur un effectif de trois mille trois cent cinquante-huit chevaux d'officiers, ne nous est-il pas permis d'être ému du danger, et d'être pénétré du désir d'y remédier?

De 1810 à 1827, la question importante soulevée par Valdiger et Lorain reste dans le *statu quo*. Pendant treize années consécutives, chacun s'endort insouciant devant ce fléau qui marche et qui frappe silencieusement ceux qui l'affrontent sans connaître la mesure du danger. Mais il convient de dire que les écrits périodiques étaient fort rares à cette époque, et que les médecins militaires étaient trop absorbés par la pratique des champs de bataille pour pouvoir consacrer beaucoup de temps aux études théoriques.

De 1827 à 1833, les journaux de médecine retentissent plus ou moins de faits et d'observations de ce genre. La morve et le farcin sortent peu à peu de ce chaos de symptômes où ils étaient confondus, quand apparaît le premier jalon véritablement sérieux, placé par Elliotson en 1833.

A dater de cette époque, la question s'illumine. Le beau travail de M. Rayer paraît en 1837. Il est bientôt suivi de l'intéressante dissertation où M. Ambroise Tardieu fait ressortir d'une manière judicieuse la forme chronique qui sépare si souvent la maladie en deux phases parfaitement distinctes, pouvant se traduire par ces mots : invasion lente et terminaison funeste, ou bien encore par ceux-ci : état chronique et état aigu ; car c'est presque toujours l'état chronique qui entame l'œuvre de destruction, contrairement à ce qu'on observe dans les autres maladies.

Dans le tableau que j'ai annexé à ce travail, je me suis borné à rapporter les faits authentiques que j'ai pu me procurer, en les classant par ordre de date, en éliminant tous ceux qui me paraissaient douteux ou rédigés d'une manière incomplète. Voulant baser mon jugement sur des chiffres, et désirant surtout faire adopter mes appréciations par des chiffres, je n'ai pas inscrit les observations rapportées par Thomas Tarozzi, par Hamon, Danee, Duplay et quelques autres, parce qu'elles peuvent donner matière à doutes et à incertitudes.

Il résulte aujourd'hui de ce que j'ai lu, et de ce que j'ai appris par ma propre expérience, que la morve et le farcin sont évidemment deux maladies semblables, qui ne diffèrent en rien dans la cause qui les produit ; qu'une affinité étroite les unit par la spécialité d'un virus identique, produisant des symptômes locaux différents, il est vrai, mais se rapportant toujours à la masse des symptômes généraux, qui consistent dans une altération du sang primitive ou tout au moins concomitante.

Quelles que soient du reste la constance et l'uniformité des altérations organiques appréciables pendant la vie, il est prudent de s'appliquer autant que possible, au début, à circonscrire le farcin dans le cercle de ses lésions locales, pour laisser une moins large part à sa nature septique, adynamique, que l'on ne peut démontrer anatomiquement parlant, et qui est cependant si imposante et si fréquemment funeste dans ses résultats.

Il importe, dans la morve farcineuse, la plus fréquente selon nous, de bien différencier les deux éléments qui la composent : premièrement, l'exanthème qui en constitue la forme, et, secondement, le groupe des phénomènes qui en constituent le fonds et qui provoquent l'intensité corrélative des accidents fébriles, toujours si effrayants. Il nous semble parfaitement démontré, dans l'état actuel de la science et des connaissances pratiques acquises sur la morve et le farcin, que ces deux maladies, identiques dans leurs causes efficientes, reconnaissent pour élément fixe les abcès, les pustules, les phlyctènes, les ulcérations de la gorge et des fosses nasales, et enfin la sécrétion particulière appelée *jetage*, etc., etc.; tandis que la fièvre déterminée dans les mêmes cas par un véritable empoisonnement spécifique des humeurs se trouve être d'un élément variable.

Il faut donc ranger la morve contractée par contagion parmi les maladies qui peuvent compliquer les plaies, et la considérer comme étant le produit d'un principe morbifique, véritable poison animal, essentiellement contagieux dans sa nature, non-seulement par inoculation, mais encore par infection, ainsi qu'il est facile de s'en convaincre à l'aide du tableau que nous donnons plus loin.

La morve cesse, au contraire, d'être une complication des plaies, quand elle est le produit d'une infection générale par absorption miasmatique, ou par simple contact de la transpiration du cheval malade à l'homme sain, sans qu'il y ait plaie ou érosion pour favoriser l'introduction de la matière septique dans l'économie.

Malgré l'opinion de quelques auteurs, M. Tessier, de Paris, M. Fallot, de Namur, M. Pépinster, de Liége, et d'un grand nombre d'autres médecins français et étrangers, il est avéré aujourd'hui que la morve n'est *jamais* spontanée chez l'homme, et que la méprise de ceux qui en admettent la spontanéité tient bien certainement à la lenteur de son explosion, qui peut, dans certains cas, être la conséquence d'une incubation qui remonte à près d'une année, surtout pour la morve par infection.

C'est uniquement par des circonstances inhérentes à son organisation que l'homme paraît ne pas devoir présenter, comme les solipèdes, le développement spontané de la morve, bien que se trouvant exposé à l'action des causes dont l'influence a été signalée par les vétérinaires comme capables de produire cette maladie.

Après avoir fait rentrer la morve, qui n'appartenait, il y a quelques années, qu'à l'hippiatrie, dans le domaine de la pathologie générale des armées, après avoir fait ressortir l'importance du rôle qu'elle y joue, il serait bon de la dessiner nettement, de la dénommer d'une manière plus précise en attendant qu'il soit possible de la guérir.

En conséquence, il nous paraîtrait logique de l'appeler, avec Elliotson, *equinia nasalis* ou *equinia apostematosa*, pour lui ôter un nom générique qu'elle usurpe à des affections de même nature mais qui en diffèrent essentiellement par le siége et l'intensité.

Après avoir jeté un dernier coup d'œil sur l'histoire des deux maladies qui font le sujet de ces réflexions, il convient que nous donnions ici ce que nous possédons en fait d'observations recueillies à de bonnes sources, afin que, fort de notre propre expérience, nous puissions ne nous appuyer que sur l'autorité de faits accomplis, avant d'aborder la description des symptômes, le diagnostic, la marche, l'étiologie, le traitement et les moyens préservatifs.

1re OBSERVATION,

Recueillie par l'auteur à l'hôpital militaire de Neufbrisach.

CONTAGION MÉDIATE DE FARCIN CHRONIQUE SUIVI DE MORVE AIGUE CHEZ L'HOMME.

Depuis les travaux de M. Rayer sur la maladie qui fait le sujet de cette observation, un grand nombre de cas analogues sont venus enrichir les journaux de médecine français et étrangers. Mais, malheureusement pour le praticien à qui cette maladie est inconnue, il ne trouve le plus souvent dans les écrits dont nous parlons que la marche, la terminaison, quelquefois l'anatomie pathologique; presque toujours le traitement y est incomplet, souvent même il est passé sous silence.

Bien que la mort suive constamment l'invasion de la maladie, il serait à propos d'arriver à des indications au moins rationnelles, en se basant sur ce qui a été fait; car fouler la terre ce n'est pas la posséder. Les cas de morve sont si rares, que dans sa pratique chaque médecin ne peut en comparer plusieurs entre eux et s'éclairer à l'étude de ses propres observations.

Le nombre croissant des articles sur la morve communiquée des solipèdes à l'homme, montre à quel point cette terrible affection a dû être méconnue, puisque le Dictionnaire de médecine en vingt et un volumes, année 1826, n'en parle même pas.

La progression rapide du nombre des observations publiées depuis 1840 prouve aussi qu'il faut se tenir en garde contre la contagion.

Les thèses intéressantes de MM. Vigla et Tardieu, les travaux de M. Rayer, ont commencé à jeter un jour nouveau sur l'étiologie de la morve et du farcin. En 1844, l'observation recueillie en Afrique sur un capitaine du train des équipages, et tout récemment une autre rapportée dans le journal de M. Trousseau et prise dans son service, attestent, sans contredit, la contagion par transmission médiate. A propos du cas que je me propose d'exposer ici tout au long, je dois citer un fait qui m'a mis sur la voie de celui-ci, et qui, malgré les symptômes insolites qu'il présentait, a été bien judicieusement apprécié dès son début par le docteur Clerc, de Saint-Germain, lequel a été fixé en voyant le peu d'harmonie qui existait entre les symptômes locaux et les symptômes généraux, je veux parler d'un hussard du 8e régiment, dans lequel je servais alors. Ce militaire a été atteint de farcin aigu après s'être enveloppé, *étant de garde à l'infirmerie*, dans des couvertures de chevaux en traitement. L'invasion se décela, peu de temps après l'incubation, par un abcès à la cuisse, simulant assez bien le *phlegmon*. La maladie parcourut rapidement toutes les phases, et la mort vint bientôt compléter l'œuvre de destruction.

En face de pareils faits, s'il est permis de nier la spontanéité de la morve chez l'homme, il n'est pas permis de nier la contagion par transmission directe; car les expériences faites en 1844 par les officiers de santé de l'armée d'Afrique, celles de MM. Andral, Béquer et Husson, et enfin les inoculations de l'homme au cheval par M. Leblond, vétérinaire, sont des faits patents qui parlent plus haut que beaucoup de belles théories.

Gauthier (Joseph), âgé de vingt-sept ans, premier servant au 14e régiment d'artillerie, d'une constitution robuste et d'un tempérament bilieux, entre à l'hôpital militaire de Neuf-Brisach le 20 juin 1846, placé au n° 3 de la salle des blessés. Ce malade me fait voir, à la visite du matin, une petite plaie violacée, à bords taillés à pic, située au tiers inférieur et externe de la cuisse droite, et large de trois centimètres tout au plus : il porte en outre à la malléole externe du même côté une petite tumeur rouge et circonscrite, du diamètre à peu près d'une pièce de cinq francs.

Frappé du peu de gravité apparente qu'avait sa blessure pour motiver son entrée à l'hôpital, je le pressai de questions ; il me répondit qu'après avoir été cinq ans en Afrique sans être malade, et étant sur le point d'obtenir son congé, il avait caché pendant quelque temps au docteur de son régiment un bouton qu'il portait depuis trois mois environ, et qui s'était enflammé par le frottement du pantalon pendant une route de Lyon à Strasbourg ; qu'il ne s'était décidé à se faire visiter que parce qu'il voyait ce bouton devenir noir et parce qu'il en souffrait davantage.

Gauthier n'a jamais eu de maladie vénérienne, et pourtant il éprouve des douleurs ostéocopes nocturnes, principalement dans les grandes articulations. La langue est épaisse et recouverte d'un enduit fuligineux blanchâtre ; pas d'autres symptômes morbides que l'anorexie.

20 juin. — Cataplasme émollient au pied, pansement de la plaie avec le chlorure d'oxyde de sodium ; bain, riz au lait, limonade nitrée.

21 juin. — Céphalalgie intense pendant la nuit ; douleurs ostéocopes plus vives, particulièrement dans les cuisses et dans le pied droit ; urines rares et sédimenteuses. (Mêmes prescriptions ; potion opiacée le soir.)

22 juin. — Point de céphalalgie. Le malade désire manger. (Mêmes prescriptions ; un bain.)

23 juin. — Céphalalgie pendant la nuit. La langue est plus épaisse, le ventre est un peu tendu. (Sulfate de soude et de magnésie, 20 grammes ; bouillon maigre.)

24 juin. — Pas de céphalalgie pendant la nuit; la langue est humide. (Sulfate de quinine 0,6 avec laudanum; même pansement, mêmes prescriptions.)

25 juin. — Céphalalgie légère; la peau est sèche et brûlante, la face prend une teinte ictérique. Pourtant la plaie marche vers la cicatrisation, et le gonflement diminue. (Bouillon maigre, limonade nitrée, lavement émollient.)

26 juin. — Même état (mêmes prescriptions). Le malade a de la fièvre le soir, et pourtant il persiste à dire qu'il va bien.

27 juin. — La céphalalgie est plus forte; la fièvre augmente, surtout le soir. (Mêmes remèdes; sulfate de quinine 0,6, opium 0,5.)

28 juin. — Tous les symptômes s'aggravent; la langue est recouverte d'un enduit jaunâtre très-épais, la fièvre est plus vive, et des envies de vomir tourmentent fréquemment le malade. (Diète; même pansement, mêmes prescriptions; ipécacuanha.)

29 juin. — Le pied se tuméfie de nouveau; la peau est chaude, rouge et tendue; le pouls est dur et fréquent. Le malade persiste à dire qu'il va bien.

C'est alors que, ne pouvant m'expliquer la gravité des symptômes généraux par la nature des symptômes locaux, je priai trois de mes collègues de vouloir bien m'aider de leurs lumières. M. Leblond, médecin civil, et MM. Blin et Fauchon, chirurgiens militaires, se rendirent à mon invitation, et crurent, comme moi, reconnaître une affection rhumatismale. (Diète, douze sangsues sur le pied, nitrate de potasse 1,0 dans la limonade.)

30 juin. — La fièvre s'allume avec une nouvelle intensité et devient continue; l'haleine est brûlante, et la soif inextinguible. Le pouls devient plus dur et plus fréquent, la face se colore, les yeux s'injectent. La maladie fait des progrès. (Saignée du bras, 250 grammes; même régime; limonade avec acétate d'ammoniaque et opium.)

1er juillet. — La plaie de la cuisse est cicatrisée;

la tuméfaction du pied disparaît dans la nuit, et semble se porter par métastase au coude du côté gauche; la céphalalgie est moindre. Le malade n'accuse aucune souffrance, mais la voix s'altère, les traits se crispent, une sueur assez abondante lui couvre le corps. Respiration stertoreuse. La percussion et l'auscultation ne font rien découvrir du côté de la poitrine, à l'exception de quelques râles bronchiques insignifiants. (Mêmes prescriptions, frictions mercurielles.)

2 juillet. — La maladie spécifique se dessine. Des phlyctènes violacées apparaissent sur la partie tuméfiée du coude; de petits abcès ambulants, de la forme et du volume d'une grosse amande, se développent dans la substance même des muscles, et surgissent instantanément, comme par insufflation, sur plusieurs points des membres. La soif est de plus en plus vive, la peau plus sèche aux extrémités, les traits plus décomposés. Le malade persiste pourtant à dire qu'il va bien. Le pouls est à 120.

Alors seulement je suis frappé de l'identité de ce que je vois avec ce que m'avait fait observer M. Clerc: le farcin est reconnu, et les renseignements que je me procure confirment pleinement ce que je redoutais. Gauthier a été employé, il y a quatre mois, à l'infirmerie des chevaux farcineux à Lyon. (Diète, limonade avec acétate d'ammoniaque et opium, potion chlorurée, bols de quinquina, de soufre et de charbon.)

3 juillet. — Exaspération de tous les symptômes. Les traits sont livides, la face terreuse; la transpiration persiste sur le corps seulement. Vers midi, une éruption ayant quelque analogie avec la variole apparaît, notamment sur les membres. Le délire survient pendant la nuit. (Mêmes prescriptions, sinapismes aux pieds.)

4 juillet. — Le délire persiste; les narines laissent échapper un peu de sanie purulente, et le malade, qui a perdu connaissance, y porte machinalement

les mains; les selles sont involontaires. La morve s'est déclarée avec tout son hideux cortège. (Mêmes prescriptions, lavement chloruré.)

5 juillet. — Les pustules sont entourées d'une auréole d'un jaune pâle, légèrement cuivré. Le malade cherche plusieurs fois à s'échapper de son lit. Le pouls est très-petit et serré, à 150. Une odeur putride se dégage. A quatre heures du soir le malade expire, sans avoir repris connaissance depuis trente-six heures.

Autopsie, faite le 6 juillet 1846, à cinq heures du matin.

Examen du cadavre. — Ecchymoses cadavériques nombreuses sur tout le corps. La teinte jaunâtre de l'auréole des pustules a complètement disparu depuis la mort.

Cerveau. — Le cerveau est un peu injecté, ainsi que ses enveloppes.

Fosses nasales. — La muqueuse des fosses nasales et des sinus maxillaires est fortement injectée; elle offre une quantité d'ulcérations plus ou moins grandes et de formes variables, dont quelques-unes pénètrent jusqu'aux os, qui sont un peu ramollis; elle est en outre parsemée de petits corps arrondis, blanchâtres, plus ou moins adhérents, et ressemblant assez bien à de la graine de millet. La muqueuse qui recouvre les cornets est turgescente et tombe facilement en putrilage d'un brun foncé. Le pharynx est phlogosé.

Thorax. — Les poumons sont crépitants et gorgés d'une sanie purulente-spumeuse très-abondante; ils laissent reconnaître la trace de pneumonies lobulaires disséminées dans toute leur étendue.

Cœur. — Le cœur est mou, blafard, et le peu de sang qu'il contient est pâle et séreux; il paraît avoir subi une véritable décomposition.

Foie. — Le foie est hypertrophié.

Rate. — La rate se laisse facilement réduire en bouillie.

Reins, intestins, vessie. — N'offrent rien de particulier.

L'abcès du coude est tapissé d'une membrane adhérente épaisse et grisâtre; les muscles sont ramollis, et d'une teinte brune assez prononcée.

Les signes pathognomoniques du farcin aigu et de la morve, maladies qui marchent souvent de pair, sont généralement obscurs au début. Dès que les petits abcès en forme d'amande surviennent dans les muscles, si le chirurgien se hâte de les ouvrir aussitôt après leur apparition, qui est toujours très-prompte, il y trouvera un liquide albumineux ressemblant parfaitement, par sa couleur et sa consistance, à des blancs d'œufs; s'il ne les ouvre qu'après quelques heures, le même liquide aura une teinte chocolat clair, mais toujours la même consistance. Les gros abcès contiennent un pus de nature variable.

Les symptômes généraux sont bien tranchés, et se résument en douleurs ostéocopes nocturnes, céphalalgie, le soir principalement, peau sèche, pouls fréquent, traits altérés, langue épaisse et pâle, anorexie, soif très-vive, persistance du malade à dire qu'il va bien, malgré la fièvre qui le dévore. Les signes fournis par l'auscultation sont de peu de valeur, bien que les poumons soient souvent le siège de désordres.

Dans les deux cas observés par moi, le pus était tout à fait analogue, et, dans le dernier surtout, les abcès de la face venaient et disparaissaient en quelques heures. M. Westendorp, médecin à l'hôpital militaire d'Ypres, rapporte un fait analogue chez un artilleur (septembre 1841).

Après avoir fait l'autopsie de Gauthier, j'ai cru, pour l'acquit de ma conscience, et pour éviter le plus petit doute sur la nature de sa maladie, bien constatée d'ailleurs par les ulcérations de la muqueuse nasale, devoir conserver sous verre du pus recueilli dans les abcès et dans les pustules varioloïformes. Ce pus, inoculé à l'encolure d'un cheval dix jours après l'autopsie, a déterminé dans les vingt-quatre heures des tumeurs du volume d'un œuf, et bientôt après tout l'appareil des symptômes locaux et généraux du farcin et de la morve. Le cheval a été abattu le seizième jour.

Une particularité que je dois signaler comme appendice à mon observation, attendu qu'elle en relève de droit, me fait ajouter les quelques lignes qui suivent.

En détachant le cerveau, j'ai reçu dans les yeux une assez grande quantité de sang, par la maladresse d'un infirmier qui soulevait la tête du cadavre. Je me lavai promptement avec de l'eau chlorurée; mais, malgré cette précaution, j'éprouvai pendant tout le jour une démangeaison insupportable.

Le lendemain, en m'éveillant, j'avais un gonflement considérable des paupières, et j'éprouvai à plusieurs reprises, dans la journée, des frissons et des douleurs dans les articulations. L'inappétence survint, et, dès le deuxième jour, j'éprouvai assez de fièvre pour être obligé de garder l'appartement.

Effrayé de ce qui se passait en moi, j'appelai mes confrères à mon aide, et, d'après leurs avis, je pris chaque jour un bain sulfureux et une grande quantité de pastilles de soufre. La maladie ayant une marche progressive, j'essayai de l'émétique en lavage. Les douleurs ostéocopes ambulantes persistant malgré cela, le boursoufflement des paupières ne se dissipant pas, je me mis à l'usage de la limonade chaude nitrée opiacée, avec addition de 4 grammes d'acétate d'ammoniaque. A compter des premières transpirations, les douleurs s'éloignèrent, et la tuméfaction des paupières disparut avec elles, du douzième au quatorzième jour.

IIe OBSERVATION,

Recueillie à l'hôpital militaire de Sarreguemines, par l'auteur, médecin en chef.

MORVE GANGRENEUSE AIGUE SUIVIE DE MORT.

De Cardon, né à Draegte-Fort (Saône-et-Loire), âgé de vingt ans, chasseur au 6e régiment, entre à l'hôpital militaire de Sarreguemines le 15 novembre 1849.

Ce jeune homme, d'une constitution frêle et débilitée, est au service depuis dix-huit mois, en qualité d'engagé volontaire.

La physionomie du malade indique la tristesse, et nous avons appris qu'il cherchait fréquemment l'oubli de ses ennuis dans l'usage immodéré de l'eau-de-vie. L'amaigrissement est chez lui très-considérable. Il nous apprend que, depuis quinze jours, il souffre cruellement de la gorge et de la tête, et de douleurs vagues dans les membres, au niveau des grandes articulations, principalement pendant la nuit. Depuis huit jours il n'a pas eu un seul instant de sommeil. La déglutition est impossible; l'haleine est fétide, et nous explique l'odeur insupportable répandue dans la salle. La voix est rauque. Par ses réponses brèves et embarrassées, notre malade indique une apathie et une fatigue résultant des longues souffrances qu'il a éprouvées. L'intelligence est cependant parfaitement nette. Le pouls est à 80 pulsations, et assez plein. La bouche s'entr'ouvre difficilement, et il s'en échappe une sanie d'une odeur de gangrène caractéristique. Les gencives sont saines, et les dents recouvertes d'un enduit noirâtre assez épais. La langue, ainsi que le pourtour des lèvres, est couverte de fuliginosités desséchées; l'arrière-bouche présente des caractères de la dernière gravité, qui ne laissent aucun doute sur l'issue de la maladie. Les amygdales sont masquées par un gonflement œdémateux énorme des piliers antérieurs du voile du palais, au point de rétrécir de plus de moitié l'ouverture du pharynx. Les piliers sont méconnaissables et ne présentent plus que deux plaques noires se réunissant en haut vers la ligne médiane, au-dessus du point que devait occuper la luette, qui elle-même n'existe plus.

Si l'on abaisse la base de la langue, ces plaques noires descendent en arrière et paraissent se prolonger dans le pharynx. Je ne puis mieux les comparer, pour l'aspect, qu'à un brou de noix non encore parvenu à maturité, et séparé de son fruit; c'est la même apparence noirâtre, avec quelques stries moins foncées, mais sans séparation bien déterminée.

Ces formes gangréneuses, qui indiquent le siège et le caractère de la maladie, ne laissent dès le premier jour aucun doute sur l'issue funeste de celle-ci.

Rien du côté des poumons. Cependant la respiration est anxieuse; mais l'auscultation ne fait découvrir que des souffles bronchiques. Le nez donne, sans interruption, une sanie sanguinolente et visqueuse ayant quelque analogie avec l'écoulement noirâtre de la bouche, mais d'une odeur bien plus fétide encore. Des phlyctènes et des pustules se remarquent sur plusieurs parties du corps, et notamment sur la face et au scrotum. (Diète absolue; décoction de quinquina, potion avec acétate d'ammoniaque, vin de cannelle, lavement chloruré, gargarisme chloruré, bols de soufre et de quinquina.)

17 novembre. — Le cortége entier de toutes les manifestations de la veille persiste; toutefois, les douleurs ont été un peu moins vives. La faiblesse augmente; le pouls est à 90, petit et déprimé. Pommettes colorées, regard indécis, paupières lourdes et tuméfiées, peau sèche et terreuse, extrémités froides; délire tranquille pendant la nuit. Le traitement local ne paraît pas avoir produit d'effet: même désorganisation, même sanie morbide, à laquelle

se mêle un peu de pus visqueux et sanguinolent; en un mot, marche envahissante de l'affection. Les sécrétions, qui la veille avaient encore lieu, paraissent complètement supprimées. Une selle diarrhéique fétide; pas d'émission d'urine. (Mêmes prescriptions que la veille, et vésicatoires aux jambes.)

M. Fendler, médecin vétérinaire de la localité, appelé par moi, reconnut parfaitement les symptômes de la morve aiguë, et s'écria, en sortant de la chambre : « C'est absolument le même cas que celui que j'ai observé chez un de mes camarades d'école, mort, à Alfort, des suites d'une morve aiguë inoculée par une piqûre au doigt. »

18 novembre. — La nuit du 17 au 18 a été très-mauvaise. Le malade est poursuivi de pressentiments sinistres. Il a eu deux vomissements de sang, dont la quantité peut être évaluée à 500 grammes; ce sang est diffluent et mêlé de matières étrangères d'un aspect poisseux, à reflet bleuâtre. (Même régime; gargarisme hydrochlorique.)

19 novembre. — A la visite du 19, toutes les manifestations alarmantes ont singulièrement augmenté. Le corps présente partout des ecchymoses; les phlyctènes et les pustules déjà mentionnées sont plus nombreuses et remplies d'un liquide purulent. En examinant la disposition et la nature de ces taches, nous découvrons à la région épigastrique, précisément au point de l'insertion supérieure des muscles droits de l'abdomen à l'appendice xyphoïde, une tumeur bilobée pour chacune de ses parties, de la grosseur d'un petit œuf de pigeon.

Ces tumeurs, très-sensibles au toucher, d'un aspect bleuâtre, fluctuantes, je ne peux mieux les comparer qu'à un énorme trombus comme il s'en montre quelquefois après les saignées.

L'état général devient à chaque instant plus alarmant. Absence complète d'urines depuis trois jours, pouls filiforme, respiration précipitée et difficile. L'intelligence conserve encore une partie de sa lucidité. Depuis la veille, le malade n'éprouve plus aucune douleur. Mort le 20, à sept heures du matin. Les moments extrêmes ont été d'un calme parfait; le dernier soupir n'a pas même été remarqué des assistants.

Autopsie, le 21, à onze heures du matin.

L'examen le plus minutieux ne nous a fait reconnaître des altérations réelles qu'à l'arrière-bouche et dans les fosses nasales.

Les piliers antérieurs et postérieurs du voile du palais, ainsi que les amygdales, étaient méconnaissables; c'était une masse homogène présentant extérieurement l'aspect qui avait été constaté pendant la vie.

Deux incisions, l'une suivant la hauteur, et l'autre suivant la largeur de cette substance dégénérée, nous firent reconnaître une matière sèche, marbrée, ne présentant plus le moindre vestige de fibres ou de membranes, et assez nettement séparée des tissus environnants.

Cette transformation occupe le voile du palais tout entier, et se prolonge jusqu'à l'œsophage. Le nez est rempli de liquide sanieux purulent d'une odeur des plus fétides. La pituitaire est couverte d'un mucus grisâtre, puriforme, elle est striée de sang, injectée, épaissie et boursoufflée; on distingue sur divers points de sa surface de petites élevures jaunâtres, arrondies, disséminées par places et groupées sur divers points. La membrane muqueuse est généralement ramollie et se détache facilement. Les cornets inférieurs participent aux mêmes altérations. Les mêmes élevures et la même mortification se remarquent sur la face supérieure de l'épiglotte et sur les replis artyéno-épiglottiques. Les poumons sont hépatisés. Le cœur est flasque et a perdu de sa consistance; il est totalement vide de sang.

L'estomac a une capacité remarquablement petite; du grand cul-de-sac à l'orifice pylorique, il ne mesure que 20 centimètres, et ne paraît être qu'un renflement de l'intestin, qui ne présente rien de particulier. Rien du côté du foie, de la rate et des reins. La vessie est tellement rapetissée, qu'elle échappe aux premières recherches: en introduisant une sonde par le canal, on arrive à un organe dont la capacité serait à peine suffisante pour contenir une noix; sa tunique interne est décolorée et ne contient pas une goutte d'urine.

Il est à remarquer que depuis longtemps il n'y a pas eu de chevaux atteints de morve au 6e chasseurs, où les précautions prophylactiques les plus minutieuses sont observées, et que de Cardon n'a jamais été employé à l'infirmerie. Il est donc probable que c'est pendant la route d'Auxonne à Sarreguemines qu'il a contracté l'affection à laquelle il a succombé, c'est-à-dire deux mois avant qu'elle n'éclatât.

IIIe OBSERVATION,

Recueillie dans les salles militaires de l'hôpital d'Abbeville, par le docteur Jules Dubois.

MORVE FARCINEUSE CHRONIQUE COMMUNIQUÉE PAR INFECTION ET SUIVIE DE MORT.

Saout, François-Marie, de Plouënau (Finistère), cavalier au 12e régiment de chasseurs, incorporé le 1er août 1852.

Le 24 décembre 1853, au moment du pansage, ce militaire fut mordu à la région latérale droite du dos par un cheval parfaitement sain, connu au régiment sous le nom d'*Othon*. Saout n'était en ce moment vêtu que d'une chemise, laquelle resta intacte, malgré la pression qui avait mâché la peau. La plaie qui fut la suite de cette morsure força ce soldat à réclamer les soins de M. Girard, alors médecin-major du régiment, qui fit entrer le malade à l'infirmerie, où sa plaie subit, sans aucune espèce de succès, l'application de différents topiques simples.

Le 13 avril 1854, Saout fut admis à l'Hôtel-Dieu d'Abbeville, et, dès son entrée, M. Vésignié, chirurgien en chef de l'Hôtel-Dieu, à l'obligeance de qui je dois les détails de cette observation, put constater l'état suivant : à la partie postérieure et latérale droite du thorax, et vers le milieu de sa hauteur, existe une ulcération de forme irrégulière, à bords dentelés, décollés, épais, à fond rouge cerise; cette ulcération, de 4 centimètres de longueur sur 2 de largeur, présente l'aspect véritable du phagédénisme. État général satisfaisant, appétit soutenu, digestions régulières.

Le malade déclare être né à la campagne, où il s'est livré aux travaux des champs jusqu'à son entrée au service; il affirme n'avoir jamais eu de mal vénérien.

Cependant, la singularité de l'ulcère laissant craindre que notre malade n'eût caché quelque accident syphilitique antérieur, M. Vésignié prescrit des pansements avec le vin aromatique, et des pilules avec le protoiodure de mercure. Au bout de peu de temps, l'aspect de l'ulcère semble s'améliorer; mais bientôt les choses reprennent leur marche antérieure : la suppuration est très-abondante, et les bords continuent à se ronger. Des applications d'onguent napolitain, puis de pommade avec l'iodure de plomb, restent sans effet.

Survient un mieux momentané. Pansements avec des compresses chlorurées, qui ne tardent pas à laisser revenir le phagédénisme. Pendant six semaines, la plaie est recouverte de topiques variés; le traitement mercuriel est continué exactement. Malgré ces soins, l'ulcération n'est pas modifiée.

Vers le commencement de juin, le mercure est remplacé par l'iodure de potassium, dont la dose est successivement élevée jusqu'à six grammes. Cette médication fut maintenue pendant deux mois : durant ce laps de temps, on applique sur l'ulcère un plumasseau de charpie trempé dans l'acide acétique. Ce pansement n'a eu lieu qu'une seule fois. Il en résulte une cautérisation superficielle à surface blanche; l'inflammation qui l'accompagne est calmée par l'eau végéto-minérale jusqu'à détersion de la plaie. Au bout de huit jours, ce résultat est obtenu, et nous trouvons des chairs vives d'un bon aspect. La cicatrisation s'effectue bientôt à l'une des extrémités de la plaie; mais la destruction augmente de l'autre côté.

Après l'eau de Pagliari, après le chlorure de soude, M. Vésignié revient à l'iodure de plomb. L'ulcère se cicatrise enfin, se rouvre superficiellement plusieurs fois, puis se ferme définitivement dans la dernière quinzaine de juillet. La cicatrisation est rouge, inégale, et de mauvais aspect. A l'époque où l'ulcération du dos commençait à donner l'espoir d'une guérison, il survient des accès de fièvre, avec les trois périodes de frisson, chaleur et sueur. Ces accès, irréguliers, sont néanmoins périodiques; le sulfate de quinine les modifie sans les faire cesser. Ce n'est qu'après s'être montrés à divers intervalles qu'ils disparaissent graduellement.

Ces accès n'étaient pas passés, que Saout accusa une douleur vive située sur la face moyenne et postérieure de l'avant-bras droit. Le défaut de rougeur, de chaleur, de gonflement font supposer l'existence d'un rhumatisme, qui est combattu par des frictions avec l'huile camphrée et la teinture de belladone. Du reste, cette douleur fut considérée comme un épiphénomène auquel on ne s'arrêta pas, lorsque, quinze jours après, une douleur semblable occupa le tiers inférieur et externe de la cuisse droite: bientôt, aux endroits douloureux survint une tuméfaction qui semblait appartenir au tissu cellulaire sous-cutané. La palpation réveillait une vive sensibilité; il n'y avait pas de fluctuation.

Plusieurs vésicatoires volants furent successivement appliqués à l'avant-bras et à la cuisse. Malgré ce puissant moyen, la fluctuation arriva rapidement; les tumeurs se circonscrivirent, la peau qui les recouvrait devint rouge et chaude.

La tumeur de l'avant-bras avait dix centimètres sur six; celle de la cuisse était beaucoup plus considérable. On les recouvrit de cataplasmes pendant quelques jours; leur volume continua de s'accroître. La tumeur de la cuisse s'éleva davantage; la peau s'amincit. Une incision de trois centimètres à la partie déclive donna issue à une grande quantité de matière rouge lie de vin, semblable à du chocolat, espèce de mélange de sang et de pus.

En même temps que nous assistions au développement de ces abcès, un symptôme tout particulier se manifestait à diverses reprises. Très-habituellement, nous trouvions les avant-bras et la face bleus, cyanosés, comme s'il y avait stagnation du sang dans les tissus. D'autres fois, la peau avait la teinte normale. Et cependant, la chaleur était égale dans ces deux cas; le pouls conservait les mêmes caractères de fréquence, de petitesse et de dureté. La température ambiante, pas plus que les autres conditions hygiéniques, n'ont pu nous expliquer cette circonstance.

Le malade, qui, avant même l'apparition des abcès, avait eu quelques accès de fièvre, sans régularité, ainsi que nous l'avons dit plus haut, qui jusqu'alors avait eu de l'appétit et des digestions régulières, commençait à maigrir; le pouls était fréquent, et il y avait de temps en temps des sueurs nocturnes abondantes; en même temps aussi, la peau prenait une teinte terreuse.

Dès l'apparition de ces tumeurs, qui s'étaient montrées d'une façon si singulière et qui en peu de temps avaient offert de la fluctuation, nous soupçonnâmes l'existence d'une diathèse farcineuse : un eu plus tard, nous observâmes des crachats muqueux, glutineux, sales, provenant de l'arrière-bouche. Bien qu'il existât un peu de toux, l'auscultation, pratiquée à diverses reprises par M. Vésignié et par moi, ne fournissait aucun signe anormal. Il n'existait pas et il ne survint pas par la suite de gonflement des ganglions sous-maxillaires, non plus que de ceux des autres régions.

L'abcès de la cuisse, pendant très-longtemps, continua à donner de la sanie rougeâtre; plus tard, ce fut un pus grisâtre mal lié. La collection purulente de l'avant-bras n'avait pas été ouverte; elle fut résorbée tout entière, mais graduellement. Au fur et à mesure que se faisait cette résorption, survinrent des douleurs toujours très-vives en différents endroits, et entre autres à la malléole externe de la jambe droite, à la face dorsale du même pied, à la tempe droite, vers l'angle externe de l'œil, à l'avant-bras gauche, à la plante du pied gauche, et à la jambe du même côté.

Ainsi qu'on devait s'y attendre, chacun de ces points douloureux devint rapidement le siège d'un abcès. Ces abcès ne furent pas incisés, pour éviter une trop grande déperdition de forces; toutefois, ceux de la tempe, de l'avant-bras, de la plante du pied gauche s'ouvrirent spontanément, mais donnèrent du pus blanc jaunâtre, qui bientôt présenta la teinte grise.

Chaque ouverture s'agrandit successivement; leurs bords déchiquetés, frangés, se détruisaient petit à petit par le sphacèle de quelques minimes portions de la peau.

La face dorsale du pied droit, qui était le siège d'une collection purulente, ne tarda pas à se couvrir d'une large plaque gangréneuse, qui occupait toute l'étendue de l'abcès.

Au milieu de cette décomposition générale, les forces diminuaient rapidement. Saout rendait une grande quantité de mucosités visqueuses par la bouche; ces mucosités étaient tantôt incolores, tantôt striées de sang, et tantôt elles renfermaient de petits grumeaux blancs. La fièvre colliquative était prononcée. Sueurs abondantes la nuit, mais irrégulières; diarrhée habituelle. La peau présentait cette couleur terreuse, plombée, de cachectiques certains. La destruction marchait à grands pas, et cependant des phénomènes nouveaux se dessinaient encore. Nous étions alors au 15 novembre. C'est à ce moment qu'apparut un gonflement douloureux, occupant la muqueuse palatine, contre l'arcade dentaire. Ce gonflement acquit rapidement un volume considérable, jusqu'à descendre au niveau de l'extrémité libre des dents de la mâchoire supérieure; il était d'une consistance dure, rude et comme fibreuse, et s'étendait en arrière jusqu'au voile du palais, où il se terminait insensiblement. Cette grosseur gênait énormément le malade, qui pouvait à peine prendre quelques liquides.

La tuméfaction du palais, qui avait mis de huit à dix jours pour atteindre son summum de développement, resta stationnaire pendant environ une semaine, puis diminua spontanément, laissant en son lieu et place une plaque gangréneuse de même étendue qu'elle, et qui finit par ébranler les dents, surtout les incisives du côté droit, à côté desquelles elle avait pris naissance.

Le retrait de cette tumeur s'effectuant, la totalité du nez augmentait de volume et se teintait d'une couleur lie de vin. En peu de jours, les narines furent obstruées; le malade ne pouvait plus respirer par les fosses nasales sans faire entendre un sifflement considérable. Les mucosités abondantes secrétées par la muqueuse nasale se faisaient quelquefois issue par le nez, et constituaient une sorte de jetage. Bientôt l'aile droite du nez devint noire à la partie centrale, et, pendant les quelques jours que le malade vécut encore, la tache noire se caractérisa davantage, s'agrandit, et toute la partie droite du nez fut sphacélée. Disons aussi que la gangrène avait envahi l'ulcération de la tempe droite, et que quelques pustules gangréneuses s'étaient montrées à cette époque en divers points, entre autres à la face externe de la jambe gauche, et à la face antérieure de la cuisse du même côté.

Enfin, Saout, épuisé par une fièvre continue, par des sueurs abondantes et répétées, par une diarrhée fréquente, par des douleurs de toute espèce, pouvant à peine avaler, ne respirant qu'imparfaitement, mourut le 14 décembre 1854.

A l'exception de la guérison de la plaie du dos, guérison obtenue comme il a été dit ci-dessus, la médication, variée sous toutes les formes, a été sans effet sur la marche de l'affection.

Dans les premiers temps, et alors que l'ulcère du dos présentait un aspect franchement phagédénique, on prescrivit le protoiodure de mercure associé à la tisane sudorifique. A cette médication, continuée six semaines sans succès, fut substitué l'iodure de potassium jusqu'à six grammes par jour. L'usage de ce médicament, prolongé pendant deux mois, n'avait amené non plus aucun résultat. C'est alors que les chlorures, le goudron, le camphre, la limonade acétique, successivement employés, ont tour à tour échoué.

Les applications topiques sur les abcès non ouverts furent faites avec des compresses trempées soit dans le vinaigre pur et chaud, soit dans l'eau hémostatique de Pagliari, soit enfin dans l'eau chlorurée. La pommade d'iodure de plomb était réservée pour les ulcères, qui, plus tard, furent habituellement pansés avec de la poudre de quinquina camphrée ou du vin aromatique.

Je n'ajouterai pas que le régime du malade était aussi substantiel que possible, et qu'il comportait du vin à chaque repas.

Autopsie, vingt-quatre heures après la mort.

Le 15 décembre, je fis l'autopsie en présence de

MM. Vésignié, chirurgien en chef de l'Hôtel-Dieu, Dubois, médecin en chef du même hôpital, et Bréant, médecin-major du 12e chasseurs.

Habitude extérieure. — Amaigrissement considérable, peau terreuse, plombée.

Divers ulcères, presque tous d'aspect gangréneux, se montrent de tous côtés : nous en retrouvons à la face externe de la cuisse droite et au côté externe de la jambe droite, où une large ulcération aussi gangréneuse recouvre la face dorsale du pied droit; un empâtement diffus se remarque à la plante du même pied. Les deux avant-bras et la jambe gauche sont aussi le siège d'ulcérations semblables.

Des pustules noires, livides, se montrent au côté externe de la cuisse gauche, ainsi qu'à la face externe de la jambe du même côté.

Une tumeur du volume d'un œuf de poule fait saillie au-dessus de l'articulation du coude gauche.

La main gauche laisse apercevoir un abcès nouvellement ouvert dans les muscles de l'éminence hypothénar.

Une plaque noire, d'aspect gangréneux, étendue depuis l'angle externe de l'œil jusqu'au bord libre de la narine, occupe tout le côté droit du nez. La peau du pourtour présente une injection brunâtre. Une croûte noirâtre, plus épaisse, située au-dessus du sourcil, recouvre l'abcès de la tempe.

Nous constatons en même temps un élargissement considérable du nez et une bouffissure particulière de tout ce côté de la face.—Les yeux sont intacts.

Nous ferons remarquer que, malgré l'existence de divers points gangréneux, et bien que la température de l'atmosphère ne fût pas notablement abaissée, le cadavre n'exhalait pas l'odeur gangréneuse caractéristique.

Les organes génitaux n'ont rien présenté d'anormal.

Fosses nasales. — La muqueuse est hypertrophiée,

au point qu'on distingue à peine les méats. Elle est boursoufflée, violette, recouverte de mucus purulent, sanieux. Une injection violette l'occupe dans toute sun étendue. Çà et là apparaissent comme de petites pustules blanches, assez dures, difficiles à inciser ; en d'autres endroits, des plaques noires annoncent un commencement de ramollissement. Du côté droit, une large ulcération a mis à nu l'os maxillaire, depuis le cornet inférieur jusqu'au plancher des fosses nasales : l'os est rugueux, chagriné. Du côté gauche, une ulcération semblable a dénudé le plancher, où nous retrouvons la même surface rugueuse, chagrinée, là aussi sans perforation. La cloison est intacte; sa muqueuse est seulement hypertrophiée, comme le reste de la membrane de Schneider, et, comme elle, couverte de plaques noires.

Les sinus frontaux, qui ont été les seuls ouverts, n'ont rien présenté.

Pharynx. — Au milieu de la face supérieure du voile du palais, au-dessus de la luette, une ulcération large comme une pièce de cinquante centimes a emporté toute la muqueuse : au pourtour et de chaque côté, cette membrane offre l'aspect normal.

Cavité buccale. — Cette cavité est occupée tout entière par la langue épaissie et sèche. Une escarre gangréneuse, de la grandeur d'une pièce de cinq francs, tapisse la moitié droite de la ligne palatine, depuis les incisives jusqu'au voile du palais : adhérente à peine avec l'os, il est facile de l'en détacher et de trouver l'apophyse palatine dénudée et comme cariée. Les dents incisives cèdent à la moindre traction.

Larynx. — Siège d'une injection modérée, le larynx renferme un mucus sanieux abondant, qui, après le lavage, nous permet de découvrir, au-dessus des cordes vocales gauches, une plaque noirâtre où la muqueuse amincie a déjà subi un commencement de travail ulcéreux. Cette plaque est de l'étendue d'une pièce de vingt centimes.

L'épiglotte ainsi que les replis ariténo-épiglottiques, comme les ventricules du larynx, ne nous ont rien offert qui doive être noté.

Les cartilages du larynx, ceux de la trachée, n'avaient subi aucune déformation.

Cavité thoracique. — Le poumon droit, dans toute sa périphérie, est retenu par des adhérences lâches et faciles à déchirer; il en est de même du poumon gauche, qui est intimement uni avec la plèvre diaphragmatique. La base de ce poumon est le siège d'une coloration noire qui rappelle l'apoplexie pulmonaire.

Dans le reste du parenchyme, on trouve deux noyaux durs de pneumonie lobulaire. A l'entour le tissu pulmonaire est sain et parfaitement crépitant.

Le poumon droit renferme aussi quelques noyaux semblables. Nulle part nous n'avons vu de tubercules.

Les ganglions bronchiques avaient leur volume et leur aspect habituels.

Le cœur offrait le volume normal; le péricarde contenait environ 100 grammes de sérosité limpide.

Cavité abdominale. — L'estomac ainsi que le reste du tube disgestif sont parfaitement sains; quelques arborisations seulement se montrent çà et là sur l'iléon.

Le foie, décoloré, anémié, n'est pas hypertrophié et ne renferme rien d'anormal. Il en est de même de la rate et des reins.

La vessie, ouverte, contenait seulement un peu d'urine. Les ganglions mésentériques ne différaient en rien par leur volume de l'état ordinaire.

Cavité crânienne. — Le cerveau a sa fermeté et sa coloration normales. Il n'y a pas de sérosité dans la cavité arachnoïdienne. Les ganglions du cou, des aines, des aisselles ont aussi leur forme et leur volume habituels.

L'abcès du bras gauche; ouvert, a laissé échapper un pus crêmeux de bon aspect.

Il était facile de déchirer les muscles que la traction du doigt écrase facilement : leur couleur, d'un rouge plus foncé qu'à l'état normal, tire un peu sur le brun.

Le soldat Saout était peu intelligent, et n'a pu nous donner que des détails fort obscurs sur sa famille et sur ses propres antécédents. Avant son entrée au service il avait habité la campagne et se livrait aux travaux agricoles. Au régiment, il faisait ce que font les autres cavaliers, rien de plus, rien de moins.

IVe OBSERVATION,

Recueillie dans les salles militaires de l'hôpital de Lunéville, par M. SAUCEROTTE, médecin en chef (Mars 1853).

FARCIN AIGU CONTRACTÉ PAR INFECTION — MORT PAR HÉMORRHAGIE.

Michalot, cavalier au 2e chasseurs, d'une constitution assez robuste, entré à l'hôpital de Lunéville le 15 mars 1853, malade depuis huit jours, offrait les symptômes d'une légère phlegmasie pulmonaire, avec engouement des bronches : râles divers, enrouement, expectoration catarrhale, un peu de rougeur au voile du palais, de la gêne en avalant ; pouls plein, dur et fréquent ; peau chaude, vive coloration du visage ; un grand accablement.

Les symptômes thoraciques s'amendèrent sensiblement sous l'influence d'une saignée et de potions kermétisées, et la fièvre diminua ; diète, tisanes émollientes, sinapismes. A quelques jours de là, je vis apparaître successivement, sur les deux bras, plusieurs tumeurs avec fluctuation obscure, sans engorgements phlegmoneux à la base, et l'état général s'aggraver : en même temps, des douleurs ayant leur siège dans les membres abdominaux apparurent, avec accroissement de l'enrouement et de la gêne qu'accusait le malade dans la région laryngée; faiblesse extrême, anxiété. Les tumeurs du bras s'effacent pour faire place à d'autres, qui, après quelques heures d'apparition, offrent déjà de la fluctuation. Empâtement œdémateux de la face dorsale du pied.

Une pustule, grosse comme une petite lentille et remplie de pus blanc plastique, se montre sur le nez.

Aucun symptôme du côté des fosses nasales, le malade ne sent pas même le besoin de se moucher; rien de particulier du côté des voies digestives ni des glandes maxillaires

Depuis l'apparition des tumeurs du bras, nous avions soupçonné l'existence d'une affection farcineuse, et nos questions, dirigées dans ce sens, nous avaient appris que Michalot pansait un cheval morveux. Les symptômes survenus depuis lors ne pouvaient d'ailleurs laisser subsister aucune incertitude à cet égard. Les préparations de quinquina, les sinapismes, etc., n'avaient, comme on le pense bien, procuré aucun soulagement, et les symptômes allaient en s'aggravant de jour en jour, lorsque, dans la nuit du 26 au 27, Michalot fut pris d'une grande gêne de la respiration, et nous offrit le genre de dyspnée propre à l'œdème de la glotte. Sangsues au col, vésicatoire à la nuque, sinapismes, frictions mercurielles.

La suffocation devenant de plus en plus intense, je réunis mes collègues pour les consulter sur l'opportunité de l'opération de la trachéotomie, qu'il pouvait être utile de pratiquer afin d'éviter au malade les tortures d'une asphyxie imminente et donner à la médecine un peu de répit pour combattre les symptômes formidables qui menaçaient Michalot d'une mort prompte et probablement inévitable. L'opération ayant été décidée, elle fut pratiquée, le 27, par le docteur Castara, à quatre heures de l'après-midi.

Le malade avait à ce moment la voix éteinte, la respiration convulsive, la toux aphone, produisant difficilement l'expulsion de quelques mucosités visqueuses et couenneuses. La face, d'une teinte violacée, exprimait la plus grande anxiété; le pouls était accéléré et dépressible.

L'opérateur pratique la crico-trachéotomie, intéressant une partie de la membrane crico-thyroïdienne, le cartilage cricoïde et les deux premiers anneaux de la trachée. L'incision trachéale étant terminée, il s'en écoula du sang veineux qui, pénétrant dans les voies aériennes, provoqua des efforts de toux suffisants pour expulser ce liquide, tandis qu'on écartait la plaie avec des pinces. Une canule assez large fut substituée à celles-là, et le calme se rétablit. La respiration devint aussitôt libre: le bruit respiratoire, qui était très-faible et accompagné de râles avant l'opération, redevint naturel; le pouls, plus développé, perdit peu à peu sa fréquence: l'injection du visage avait disparu, la physionomie exprimait le contentement. Cet état dura environ cinq heures, et tout faisait espérer une nuit tranquille, quand un violent accès de toux occasionna l'écoulement d'une certaine quantité de sang par la plaie; le sang entra dans la trachée, et, obstruant la canule, qui ne put être débarrassée à temps, fit périr le malade presque subitement, après douze jours de maladie.

Autopsie, vingt-quatre heures après la mort.

Nous reconnûmes, à l'autopsie, un caillot de sang qui obstruait la trachée. La plaie avait l'étendue indiquée; elle ne touchait pas à l'isthme de la glande thyroïde; nous ne découvrîmes dans son trajet la lésion d'aucun vaisseau important.

La muqueuse laryngée, molle, tuméfiée, d'un rouge violet, ulcérée sur plusieurs points, était partout en suppuration; la corde vocale gauche était entièrement détruite. L'épiglotte, gonflée, ramollie, profondément ulcérée, était le siège d'un abcès formé par du pus grisâtre assez consistant.

Les poumons rosés, un peu crépitants, n'offraient aucune collection purulente, non plus que le foie, qui était d'une couleur normale et de consistance ferme. Sur les bras se trouvaient de petites tumeurs rouges, molles, dont l'incision fit découvrir une collection de pus épais et verdâtre, déposée entre l'aponévrose et les muscles.

Le tube digestif et les fosses nasales, qui n'avaient présenté aucun symptôme, n'ont pas été examinés.

Le corps répandit en peu de temps une odeur infecte.

Réflexions. — Nous avons dû considérer ce fait comme un cas de farcin aigu, affection plus rare, je crois, chez l'homme que la morve, bien que le farcin puisse se transformer quelquefois en morve aiguë, et réciproquement.

Si l'angioleucite, l'un des phénomènes caractéristiques du farcin, a manqué, c'est probablement parce que la maladie de Michalot avait été contractée par infection. En effet, cet homme n'offrait aucune trace de piqûre, de plaie ou même d'excoriation. Il ne se souvenait pas de s'être écorché jamais pendant qu'il pansait son cheval.

Si l'opération n'avait pas été faite, le malade périssait, comme nous l'avons dit, par asphyxie en moins de quelques heures. C'est là un mode de terminaison assez rare, je pense, dans les affections de ce genre, quoique les lésions de la nature de celles que nous avons décrites y soient assez communes.

Bien que la trachéotomie ait paru indiquée par l'imminence du péril et la forme des accidents, on peut se demander si elle eût été décidée par les membres de la consultation, et pratiquée, dans le cas où ils auraient pu avoir sous les yeux le spectacle de l'affreuse désorganisation des parties, qui étaient, au moment de la détermination, le siège des phénomènes les plus formidables.

Ve OBSERVATION,

Recueillie à l'hôpital de Béthune par le docteur LEROY.

FARCIN CHRONIQUE CONTRACTÉ PAR UN MILITAIRE CHARGÉ DU SOIN D'UN CHEVAL MORVEUX — GUÉRISON.

Peccadeau, hussard au 4e régiment, 22 ans, constitution assez robuste, tempérament lymphatique, entre à l'infirmerie régimentaire le 28 novembre 1845, se plaignant d'un malaise général et d'une douleur dans le dos, et portant à la hauteur des dernières vertèbres dorsales, le long du rachis, une petite tumeur plate, un peu sensible au toucher, sans changement de couleur à la peau. Après quelques jours de repos et de régime, joints à l'usage des boissons délayantes, Peccadeau se trouvant mieux demanda à rejoindre son escadron à Lille.

Ne le trouvant pas suffisamment rétabli, j'ajournai son *exeat* au lendemain, 6 décembre. Mais ce jour-là Peccadeau est beaucoup plus souffrant ; sa tumeur a fait des progrès, elle est toujours plate et très-douloureuse; la peau qui la recouvre est jaunâtre et comme ecchymosée; on n'y sent ni chaleur ni fluctuation, mais seulement un empâtement profond.

La physionomie du malade est attérée; elle exprime une espèce de stupeur qui rappelle l'état adynamique. Le pouls est lent et dépressible; les extrémités inférieures sont engourdies; pas de soif, inappétence.

J'apprends alors que Peccadeau a soigné, pendant un mois environ, un cheval atteint de farcin et ensuite de morve aiguë.

Cet homme prétend n'avoir négligé aucun soin de

propreté pendant qu'il était employé à l'infirmerie; il ne croît pas avoir eu aux mains ou ailleurs la plus légère érosion, et il n'en a pas actuellement.

Ces renseignements, joints aux caractères particuliers de la tumeur et aux symptômes généraux réactionnels, éveillent mon attention; je fais entrer le malade à l'hôpital, où il est mis à l'usage d'une décoction sudorifique de gaïac, squine et salsepareille.

Après quelques jours de traitement, l'état général n'est pas sensiblement changé, la tumeur s'élève davantage, et on y sent plus manifestement la fluctuation.

Le 10, je me décide ouvrir celle-ci à l'aide de quelques boutons de feu; vu la nature indolente de la tumeur, la douleur produite par le cautère ne tarde pas à se dissiper. Il sort par l'ouverture que nous avons faite, en assez grande abondance, une sérosité sanguinolente de mauvaise nature, qui devient plus épaisse de jour en jour, prend la teinte et la consistance du chocolat clair, et finit bientôt par se tarir et par se cicatriser.

A ce moment, l'état général s'améliore, le pouls se réveille, le sommeil revient, la stupeur diminue; mais l'inappétence est toujours manifeste. Les choses vont ainsi jusqu'au 15; à partir de ce jour-là, Peccadeau recommence à se plaindre d'insomnie, de ne pouvoir se tenir sur les jambes; il ressent des douleurs vagues, et s'aperçoit qu'un peu au-dessous du genou droit existe de la sensibilité anormale; une recherche attentive y fait découvrir une petite élévation dont le pourtour est jaunâtre et comme ecchymosé.

Le 1er, la tumeur est plus saillante et plus sensible, mais n'occasionne que de loin en loin des douleurs spontanées; il y a chaque jour un mouvement fébrile vers deux heures.

Le 20, la tumeur est cernée par quatre boutons de feu; le lendemain, elle est moins sensible.

Le 22, la fluctuation est très-apparente, le pus est

évacué à l'aide d'un coup de lancette; il est cette fois d'une couleur chocolat foncé. Depuis ce moment, la tumeur disparaît, et cependant la plaie devient sensible chaque jour à la même heure. Vers le 5 janvier, la plaie se sèche, et l'état général s'améliore.

10 janvier. — Depuis deux jours, Peccadeau ressent un engourdissement dans la jambe, des élancements dans le talon; tout le membre est le siège d'une grande sensibilité.

Le 13, je constate une tumeur grosse comme un œuf de pigeon dans les muscles du mollet; elle est insensible, arrondie, et envoie un petit prolongement en forme de cordon jusqu'au tendon d'Achille. Frictions avec un liniment camphré opiacé; même régime.

Le 14, les douleurs cessent; la jambe a acquis un volume considérable, et la marche est impossible. Le liniment est remplacé par la pommade d'iodure de potassium.

Le gonflement du membre persiste encore pendant quelque temps. L'appétit se réveille; le malade est mis successivement au quart et à la demie : la tisane sudorifique est continuée.

Vers la fin de janvier, le malade porte encore l'empreinte d'une cachexie profonde.

Le 9 février, en pressant le bras pour m'assurer du degré des progrès de l'embonpoint, je sens une tumeur oblongue du volume du poing, située sur le bord radial de l'avant-bras, près du coude: le malade n'en avait rien dit dans la crainte d'une nouvelle cautérisation. Cette tumeur est ouverte à l'aide du cautère actuel; il en sort une quantité considérable de pus roussâtre.

Iodure de potassium à l'intérieur; on continue les frictions iodurées.

Le 1er mars, l'abcès est tout-à-fait cicatrisé : le malade se plaint toutefois de céphalalgie intense pendant deux jours.

Peccadeau paraissait être assez bien, quand il est pris subitement, le 13 dans l'après midi, d'un violent accès de fièvre avec symptômes de congestion au cerveau. Le 14, mieux sensible; néanmoins, vers trois heures, les mêmes accidents se reproduisent avec plus d'intensité et sont suivis d'accidents épileptiformes; les pupilles sont dilatées, l'expression de la figure est effrayante : saignée de 500 grammes, sinapismes aux jambes, boissons diaphorétiques. Durant la nuit, sueur abondante.

Le 16, il ne reste plus qu'un peu de strabisme et de la pesanteur de tête : sulfate de quinine, un gramme en trois fois. Le sulfate de quinine est continué à doses décroissantes, et bientôt remplacé par l'acide arsénieux pendant quelques jours.

Le 6 avril, une quatrième tumeur se forme sur le bord interne du tibia. Elle est cernée comme les autres par des boutons de feu; il s'en échappe un pus noirâtre et sanguinolent, puis elle guérit assez vite.

Peccadeau partit en convalescence dans sa famille à Angoulême, parfaitement guéri, après cinq mois de séjour à l'hôpital de Béthune.

Quelques mois après, son père m'écrivit pour m'annoncer que toute trace de cette grave maladie avait disparu chez son fils, que l'appétit de celui-ci était excellent, mais que cependant il éprouvait encore parfois des douleurs rhumatismales ambulantes.

VIe OBSERVATION,

Recueillie dans les salles militaires de l'hôpital de Lunéville, par le docteur SAUCEROTTE (Janvier 1854).

FARCIN AIGU CONTRACTÉ PAR INFECTION. — MORT.

Silve, dragon au 1er régiment, entre à l'hôpital de Lunéville le 17 janvier 1854, se disant malade depuis huit jours.

A la visite du soir, il offre les symptômes suivants: pouls dur, plein, fréquent; peau chaude et sèche; céphalalgie susorbitaire intense; accablement; soif; anorexie; un peu de toux; léger enduit muqueux sur la langue; rien du côté des voies digestives et respiratoires. Les battements des carotides sont très-forts; le cœur offre un certain degré d'hypertrophie.

Prescription. — Diète, boissons délayantes; douze sangsues derrière les oreilles, sinapismes aux pieds; lavement.

Le 18 et le 19, la céphalalgie et l'appareil fébrile persistent; douleurs contusives dans les membres, œdème de la paupière droite.

Prescription. — Diète, fomentations émollientes, frictions mercurielles, eau de Sedlitz.

Le 20, rémission dans la fièvre et dans la céphalalgie. Le 22 on accorde au malade, sur ses instances, quelques aliments légers.

Le 23, les symptômes primitifs, qui nous avaient fait penser d'abord à une pyrexie typhoïde à forme cérébrale, reprennent une nouvelle intensité; la céphalalgie et les douleurs musculaires sont toujours les symptômes prédominants et ceux dont le malade se plaint le plus.

Presccription. — Diète, eau de Sedlitz, dix ventouses à la nuque.

Le 25. Persistance de la céphalalgie et des battements artériels; langue sèche; quelques crachats grisâtres, épais, glutineux, légèrement rouillés; rien à l'auscultation; rien du côté des fosses nasales.

L'œdème de la paupière s'est étendu à l'œil gauche et aussi aux sinus frontaux. C'est alors seulement qu'il est possible de soupçonner une affection spéciale, mais dont la cause et le caractère sont encore indécis.

Prescription. — Diète, calomel, quatre sangsues dans les narines, vésicatoires aux jambes; digitale, frictions mercurielles.

On découvre une tache rouge et une petite tumeur avec empâtement à l'articulation du métacarpien avec l'index de la main droite. Les jours suivants, le même phénomène se produit vis-à-vis l'olécrane, et la tache de la main a presque disparu.

C'est alors seulement que je crois être certain de l'existence d'une affection farcineuse, car une pustule caractéristique située à l'angle de l'œil gauche lève tous mes doutes.

Des vésicules, telles qu'il s'en montre sur les parties atteintes de sphacèle, se développent les jours suivants sur toutes les plaques rouges dont j'ai parlé : par le fait de la rupture de ces vésicules s'échappe un liquide purulo-sanguinolent. L'œdème de l'œil droit est énorme, et offre une teinte d'un rouge violacé ; prostration extrême des forces.

Mort le vingt-huitième jour de l'invasion.

Le traitement, assez actif dans les premiers temps, comme on le voit, et dirigé essentiellement contre les symptômes cérébraux et les réactions de l'appareil circulatoire, n'a plus consisté plus tard que dans l'emploi des toniques et des diffusibles : acétate d'ammoniaque, quinquina, fomentations astringentes, etc., etc.

L'étiologie de cette maladie, qui appartient évidemment aux affections farcineuses, est restée pour nous enveloppée d'une complète obscurité, le malade nous ayant déclaré, à plusieurs reprises, qu'il n'avait eu aucune communication avec des chevaux morve de malades.

Peut-être certains chevaux ont-ils été reconnus malades au 1er dragons depuis le fait que je viens de citer. La science possède d'ailleurs déjà des faits de morve spontanée chez l'homme.

Nous allons faire suivre les documents qui précèdent d'un tableau résumant les circonstances importantes des cas de morve et de farcin observés chez l'homme, de l'année 1811 à l'année 1856.

ÉTAT nominatif des cas de morve et de farcin observés chez l'homme et recueillis par divers médecins, depuis 1811 jusqu'à ce jour.

NUMÉROS D'ORDRE.	ANNÉES.	RENSEIGNEMENTS AUTHENTIQUES.	INCUBATION.	INVASION.	TERMINAISON.	DURÉE.	INGORGEMENTS des ganglions.	DOULEURS diurnes et nocturnes.	CONTRACTÉE par	AUTEURS MM:	OBSERVATIONS.
1	1811 juin.	Sceinburger, vétérinaire au 1er de carabiniers............	4 jours.	Récente.	Guérison.	Non indiquée.	Boutons farcineux à la main.	Non mentionnées.	Inoculation.	Docteurs : Lorrain.	Farcin aigu.
2	1826 sept.	G. Fredault, palefrenier à l'école vétérinaire de Berlin..	14 jours.	2 jours.	Mort.	8 jours.	Non engorgés.	Fièvre rhumatismale.	Inoculation.	Hertwig.	Morve aiguë.
3	1827 juillet	Gentleman, habitant de Rathminez.—Angleterre....	Incertaine.	8 jours.	Mort.	52 jours.	Non engorgés.	Courbature.	Infection.	Graves et Halaban.	Farcin aigu.
4	1827 sept.	Girlane, élève à l'école vétérinaire de Berlin..........	4 jours.	4 jours.	Guérison.	2 mois.	Non engorgés.	Non mentionnées.	Inoculation.	Hertwig.	Farcin aigu.
5	1827 sept.	X...., garçon d'écurie, à Kenpien.—Prusse............	3 jours.	4 jours.	Mort.	40 jours.	Non engorgés.	Non mentionnées.	Inoculation.	Grimm.	Farcin aigu.
6	1827 octob.	Edmann, garçon d'écurie, à l'école vétérinaire de Berlin.	Incertaine.	14 jours.	Mort.	20 jours.	Non engorgés.	Douleurs dans les muscles	Infection.	Wolff.	Farcin aigu.
7	1827 octob.	Zébitz, palefrenier, à l'école vétérinaire de Berlin	13 jours.	6 jours.	Mort.	19 jours.	Non engorgés.	Douleurs générales.	Infection.	Hertwig.	Farcin aigu.
8	1827 déc.	Sonntag, homme de peine, hôpital de la Charité, à Berlin....................	15 jours.	10 jours.	Mort.	4 jours.	Non engorgés.	Douleurs dans les muscles	Infection.	Wolff.	Farcin aigu.
9	1828 mars.	John-Vass, élève vétérinaire, à Clap-Han.—Angleterre...	10 jours.	2 jours.	Mort.	10 jours.	Non engorgés.	Douleurs dans les membres.	Inoculation.	Parreau.	Morve aiguë.
10	1828 août.	Gulielmus, élève vétérinaire.	10 jours.	2 jours.	Mort.	2 mois.	Non engorgés.	Douleurs articulaires.	Inoculation.	Grub.	Morve aiguë.
11	1828 octob.	L. R., médecin-vétérinaire.	2 jours.	7 jours.	Guérison.	4 mois.	Glandes engorgées.	Non mentionnées.	Inoculation.	Hertwig.	Morve aiguë.
12	1829	Couderc, Pierre, élève vétérinaire....................	4 jours.	1 jour.	Guérison.	2 mois 1/2.	Non engorgés.	Douleurs générales.	Inoculation.	Vogeli.	Farcin aigu.
13	1829 mars.	Thomas Maskall, hôpital Saint Thomas, à Londres........	Incertaine.	12 jours.	Mort.	21 jours.	Sans engorgement.	Douleurs des muscl. abdomin.	Infection.	Elliotson.	Morve aiguë.
14	1829 juin.	Thomas Bixon, hôpital Saint-Thomas. — Angleterre.....	20 jours.	2 jours.	Mort.	6 jours.	Sans engorgement.	Symptômes de rhumatism. aigu	Infection.	Elliotson.	Morve aiguë.
15	1829 oct.	Gottfried, K., 12 octobre. — Prusse......................	Incertaine.	Non indiquée.	Mort.	Non indiquée.	Gonflt des glandes inguinales.	Non mentionnées.	Infection.	Remcz.	Morve aiguë.
16	1830 juil.	Kudorf, sous-officier, dragon de la garde.— Berlin......	30 jours.	14 jours.	Mort.	2 mois.	Non engorgés.	Douleurs déchirantes.	Infection.	Eck.	Farc. chron. suivi de morve aiguë.

NUMÉROS D'ORDRE.	ANNÉES.	RENSEIGNEMENTS AUTHENTIQUES.	INCUBATION.	INVASION.	TERMINAISON.	DURÉE.	ENGORGEMENTS des ganglions.	DOULEURS diurnes et nocturnes.	CONTRACTÉS par	AUTEURS : MM.	OBSERVATIONS.
17	1830 juil.	Gotze, Auguste, hôpital de la Charité. — Prusse	20 jours.	11 jours.	Mort.	15 jours.	Sans Engorgement.	Douleurs violentes.	Infection.	Docteurs : Wolff.	Morve aiguë.
18	1831 janv.	S. M., hôpital d'Utrecht.......	201 jours.	6 jours.	Mort.	30 jours.	Sans engorgement.	Douleurs violentes.	Infection.	Alexandez.	Morve aiguë.
19	1831 juil.	Erasty-Lancette anglaise. — février 1832.................	3 jours.	2 jours.	Mort.	10 jours.	Non engorgés.	Non mentionnées.	Infection.	Non signé.	Morve aiguë.
20	1831 nov.	Keinspiess, Martin, artilleur de la garde de Berlin. — 11 novembre 1831..............	1 mois 1/2	5 jours.	Mort.	8 jours.	Sans engorgement.	Douleurs rhumatismales.	Infection.	Schilling.	Morve aiguë.
21	1832 janv.	G. Jackson, hôpital Saint-Thomas. — *Gazette médicale*, 12 mars 1832	3 mois.	15 jours.	Mort.	18 jours.	Non engorgés.	Douleurs rhumatismales.	Inoculation.	Williams.	Morve aiguë.
22	1834 fév.	Lock, élève vétérinaire à Berlin.........................	15 jours environ.	Récente.	Mort.	1 mois.	Non engorgés.	Douleurs dans les doigts.	Infection.	Geosskin.	Farcin aigu.
23	1834 juil.	Cavalier au 1er régiment de houlans. — Prusse........	9 jours.	3 jours.	Mort.	1 mois 1/2.	Non engorgés.	Non mentionnées.	Inoculation.	Eck.	Farcin aigu.
24	1835 nov.	Knobe, valet de haras à Berlin........................	Incertaine.	Récente.	Guérison	4 mois 1/2.	Non engorgés.	Douleurs viol. dans les membr.	Infection.	Eck.	Farcin aigu.
25	1836 janv.	Kotzlesky, valet de haras à Berlin.	1 mois 1/2	Récente.	Mort.	27 jours.	Non engorgés.	Non mentionnées.	Infection.	Eck.	Farcin aigu.
26	1836 oct.	Patrick-Vallace, traité à l'hôpital de Richmond. — Angleterre......................	Incertaine.	4 jours.	Mort.	12 jours.	Engorgement de la glande maxillaire gauche.	Non mentionnées.	Infect. Avait bu dans le seau des chevaux.	Mack-Donnet.	Morve aiguë.
27	1837 fév.	Prost, palefrenier à la Chapelle Saint-Denis, — hôpital de la Charité..............	3 jours.	5 jours.	Mort.	10 jours.	Non engorgés.	Céphalalgie.	Infection.	Rayer.	Morve aiguë.
28	1837 juin.	Jonwells. — *London medical Gazette* de juin 1837, p. 553.	3 jours.	2 jours.	Mort.	12 jours.	Sans engorg. des vaiss. lymphat.	Douleurs simul. le rhumatisme.	Infection.	Andrew-Brown.	Morve aiguë.
29	1837 sept.	Guignedor, garçon tonnelier..	Récente.	8 jours.	Mort.	Farc. 13 m. morv. aig. 13 jours.	Non engorgés.	Non mentionnées.	Inoculation.	Deville.	Farcin chronique suivie de m. aig.
30	1838 déc.	Maçon, ancien militaire, traité à l'hôpital Saint-Louis.....	10 mois.	Récente.	Mort.	2 mois.	Non engorgés.	Douleurs violentes.	Infection.	Legendre.	Farcin chronique.
31	1840 déc.	Levasseur, maréchal-ferrant à Paris.............	1 mois environ.	10 jours.	Mort.	2 ans.	Non engorgés.	Douleurs.	Infection.	Tardieu.	Morve farcineuse chronique, marasme.
32	1841 juin.	Tuillier, palefrenier. — *Compendium de chirurgie pratique*......................	1 mois.	8 jours.	Mort.	Farc. 7 m. morve 8 jours.	Non engorgés.	Douleurs de tête.	Infection.	Bérard et Denonvilliers.	Farcin chronique suivi de morve aiguë.
33	1841 juil.	Martin, charretier chez M. Manserlis, boulev. de l'Hôpital, 9, à Paris...........	Incertaine.	2 ours.	Mort de phlébite.	4 mois.	Non engorgés.	Douleurs de gorge.	Inoculation.	Tardieu.	Farcin aigu.

NUMÉROS D'ORDRE.	ANNÉES.	RENSEIGNEMENTS AUTHENTIQUES.	INCUBATION.	INVASION.	TERMINAISON.	DURÉE.	ENGORGEMENTS des ganglions.	DOULEURS diurnes et nocturnes.	CONTRACTÉE par	AUTEURS : MM.	OBSERVATIONS.
34	1842 mars.	Levillain, hôpital de la Charité.— Service de M. Gerdy.	15 jours.	5 mois.	Mort.	6 mois.	Non engorgés.	Céphalalgie.	Inoculation.	Docteurs: Tardieu.	Ulcère farcineux au doigt, mort de phlébite.
35	1844 juin.	Courtial, cuirassier au 3e régiment, à St-Mihel.—Meuse.	Inconnue.	15 jours.	Mort.	2 mois 11 jours.	Engt considér. des ganglions.	Non mentionnées.	Cas douteux.	Lagrange de Saint-Mihel.	Farcin terminé par la morve aiguë.
36	1845 oct.	De Chaumontel, de Ravenne. —Calvados................	3 mois.	3 jours.	Mort.	14 jours.	Non engorgés.	Non mentionnées.	Inoculation.	Pavart de Troarn	Morve aiguë.
37	1845 déc.	Peccadeau, hussard au 4e régiment, traité à l'hôpital de Béthune..................	1 mois.	8 jours.	Guérison.	4 mois.	Non engorgés.	Douleurs dans le dos et les reins.	Infection.	Leroy.	Farcin chronique.
38	1846 juin.	Gauthier, Joseph, au 14e d'artillerie, hôpital militaire de Neufbrisach...............	3 mois.	5 jours.	Mort.	5 jours.	Non engorgés.	Douleurs violentes.	Inoculation.	Bernier.	Farcin chronique terminé par la morve aiguë.
39	1849 nov.	De Cardon, chasseur au 6e régiment, hôpital militaire de Sarreguemines............	Ancienne.	15 jours.	Mort.	3 jours.	Non engorgés.	Douleurs ambulantes.	Infection.	Bernier.	Morve gangréneuse aiguë.
40	1851 juin.	Condany, vétérinaire, à Vars. —Charente.................	3 jours.	4 jours.	Mort.	10 jours.	Non engorgés.	Douleurs arthritiques.	Inoculation.	Graslepois à Vars.	Morve aiguë.
41	1851 sept.	Chevreau, palefrenier, hôpital de la Charité. — Service de M. Velpeau...............	Inconnue.	1 mois.	Guérison probable.	3 jours.	Non engorgés.	Douleurs.	Infection.	A. Richard.	Farcin chronique guérison probable.
42	1853 mars.	Michalot, chasseur à cheval, 2e régiment, hôpital de Lunéville.....................	1 mois.	8 jours.	Mort.	12 jours.	Non engorgés.	Douleurs dans les membres.	Infection.	Saucerotte.	Farcin aigu.
43	1853 déc.	Saouf, cavalier au 12e chasseurs......................	Récente.	Récente.	Mort.	1 an.	Non engorgés.	Douleurs articulaires.	Inoculation.	Dubois à Abbeville.	Morve farcineuse chronique.
44	1854 janv.	Silve, dragon au 1er régiment, à l'hôpital de Lunéville....	Incertaine.	8 jours.	Mort.	21 jours.	Non engorgés.	Douleurs vagues et céphalalgie intense.	Infection.	Saucerotte.	Farcin aigu.
45	1856 fév.	Léopold, L....., artilleur au régiment de Belgique......	Inconnue	8 jours.	Mort.	22 jours.	Non engorgés.	Douleurs articulaires.	Infection.	Custin, médecin de bataillon (Belgique).	Morve aiguë.

ETIOLOGIE.

Il n'existe qu'un moyen de développement de la morve et du farcin chez l'homme, et ce moyen, — qui est spécifique, — consiste dans la transmission médiate ou immédiate.

En effet, tous les cas de morve et de farcin qui ont été constatés chez l'homme résultaient de la transmission du cheval à l'homme, ou de l'homme à son semblable, comme le prouve très-bien le fait recueilli dans le service de M. Bérard, chez un élève externe appelé Rocher.

Cette transmission s'opère le plus souvent par voie d'infection générale; mais elle peut aussi être le résultat d'une véritable inoculation, ainsi que de nombreuses observations sur ce sujet ont pu le démontrer depuis quelques années.

Il est prouvé, jusqu'à l'évidence, que la morve ne se développe *jamais* primitivement chez l'homme, et qu'elle lui vient toujours par voie de communication médiate ou immédiate; aussi se remarque-t-elle le plus souvent chez les palefreniers, les charretiers, les cochers, les équarrisseurs, les cultivateurs, les maréchaux, et très-particulièrement chez les vétérinaires et les cavaliers de l'armée.

Elle se communique souvent parce que la matière du jetage a été mise en contact avec quelque solution de continuité sur les doigts ou ailleurs, et quelquefois dans des circonstances semblables à celles qu'a rapportées M. Duclos, qui a donné l'histoire d'une morve aiguë chez une femme qui n'approchait jamais de chevaux, mais qui était journellement occupée à détresser des crins que l'on tord dans les abattoirs. Cette femme a dû certainement à cette circonstance le développement de la maladie dont elle a été atteinte.

D'autres fois, et c'est le plus souvent, la voie par laquelle le virus a pénétré dans l'économie reste complètement inconnue; c'est qu'alors la contagion médiate s'est produite.

Ces deux sortes de contagion sont beaucoup plus rares de l'homme à l'homme, parce qu'il y a beaucoup moins d'hommes que de chevaux qui sont atteints de morve ou de farcin. Toutefois, le fait existe ; cependant il a été contesté.

Il faut, dans tous les cas, pour que la maladie se développe, que les malades aient approché des chevaux ou des objets maculés par des matières provenant de ceux-ci ou bien encore d'hommes malades, comme dans le fait, qui est celui d'une malheureuse ouvrière qui avait lavé le linge d'un homme mort de morve aiguë.

Dans les cas de morve médiate, l'étiologie fait remonter quelquefois à des mois et même à près d'une année l'époque de l'invasion ; voilà ce qui la rend si obscure, et je vais en donner deux preuves bien concluantes, dont je n'ai malheureusement pas la relation écrite.

Les faits se sont passés sous mes yeux.

Le premier remonte à 1845, il est relatif à un hussard du 8e régiment, où j'étais aide-major. Ce hussard est entré à l'hôpital de Saint-Germain pour fièvre éruptive avec douleurs ostéocopes. M. Clerc, médecin en chef, ne tarda pas à reconnaître la nature de son mal et à porter un pronostic aussi juste que l'a été son diagnostic ; en effet, cet homme succomba, comme l'avait prévu notre confrère, à la morve aiguë : il mourut seize jours après son admission.

Ce hussard avait effectivement été employé aux chevaux farcineux, mais plus de deux mois avant l'invasion de sa maladie, qu'il avait contractée en s'enveloppant, pendant sa garde d'écurie, dans une couverture disponible.

Un autre fait, aussi caractéristique et aussi concluant, s'est passé à Sarreguemines, où j'étais médecin d'hôpital. Appelé en consultation par le docteur Rousset, médecin civil très-instruit, pour voir avec lui, à la campagne, un ouvrier maçon atteint de deux petites plaies de mauvaise nature à la jambe gauche, je crus reconnaître un farcin chronique, tant à cause de l'aspect particulier de la plaie, qu'à cause des douleurs ostéocopes dont les deux membres inférieurs étaient le siége.

Les antécédents ne pouvaient cependant confirmer ma manière de voir, car ce n'est qu'après de nombreuses questions que nous avons appris que ce maçon, qui, dans son village, n'approchait jamais un cheval, sortait du 1er lanciers, qu'il avait quitté seulement depuis huit mois. Pendant les derniers temps de son service militaire, il avait été employé dans l'écurie des chevaux malades. Malgré cette circonstance, le docteur Roussel ne put se décider à reconnaître un état farcineux, et cependant, peu de temps après, selon ma prévision, le maçon mourut de la morve aiguë. A mon grand regret, la famille ne le fit savoir que trois semaines plus tard. C'est un officier de santé prussien, M. Kirbs, qui avait continué à soigner le malade, qui nous a appris dans tous ses détails la fin tragique de celui-ci.

Tous les auteurs, et notamment MM. Nonat et Bouley, après de nombreuses inoculations, admettent que la morve et le farcin sont également transmissibles avec le même pus et par le même mode de contagion.

Albigaard et Viborg, de Copenhague, partagent la même opinion, et prouvent aussi, par leurs expériences nombreuses, que l'une de ces maladies, transmise d'espèce à espèce, peut trouver dans l'espèce différente qui la reçoit des conditions telles, que la nature de ses phénomènes extérieurs change, sans que sa spécificité soit changée; elles ne diffèrent donc que par leur caractère nosologique.

L'aptitude à la contagion doit être assez rare, car un grand nombre d'hommes sont exposés à l'infection, et, fort heureusement, très-peu y participent. C'est cette circonstance qui a fait croire pendant si longtemps à la non contagion de ce poison animal, parce qu'il n'affecte pas indistinctement tous ceux qui s'y exposent; il ressemble, du reste, en cela, à tous les virus du même genre.

Jonatt n'hésite pas à déclarer que la contagion est la principale et même l'unique cause de la morve ; et il le reconnaît si bien, qu'il dit à ce sujet *qu'il faut que les vétérinaires se conduisent toujours en contagionistes,* s'ils ne veulent s'exposer à de graves pertes.

Il reste encore à citer le fait, d'ailleurs si éloquent, que rapporte M. Barthélemy, qui faisait partie de la commission instituée par M. le Ministre de la guerre dans le but d'expérimenter dans une ferme des environs de Paris. Là, sur dix chevaux choisis par les membres de cette commission parmi des chevaux parfaitement sains, neuf ne tardèrent pas à succomber à la morve aiguë par contagion médiate.

M. Graves assure que les cas de transmission médiate de la morve sont assez fréquents en Irlande pour que le Gouvernement anglais ait dû imiter l'exemple de la Prusse, qui place les chevaux morveux sous la surveillance de la police sanitaire.

Combien de cultivateurs, et surtout combien de maîtres de postes, ont été ruinés pour n'avoir pas voulu écouter les sages et prudents conseils de Jonatt; pour s'être refusés, pendant de nombreuses années, par un entêtement ridicule et coupable, à séquestrer, ou, ce qui eût été mieux, à faire abattre leurs chevaux morveux!...

Après avoir établi, autant que possible, que la morve et le farcin ne sont transmissibles que par contagion médiate ou immédiate, décrivons rapidement la marche et la durée de ces maladies.

MARCHE DE LA MORVE AIGUE.

La maladie, une fois déclarée, peut avoir une marche bien différente, suivant que se manifeste la morve ou le farcin, qu'il faut confondre dans une maladie unique qui ne diffère que par le siége.

Deux auteurs ont prétendu que la morve pouvait se terminer ou débuter, chez l'homme comme chez le cheval, par un état chronique qui ne détermine pas la mort d'une façon absolue; mais tout porte à croire qu'il y a eu dans ce cas erreur de diagnostic, et cela est d'autant plus probable, que les autopsies n'ont, je crois, pas été faites, ou que tout au moins elles l'ont été d'une façon fort incomplète.

MM. Vigla et Tardieu, observateurs très-compétents dans la question, s'accordent à dire que la morve aiguë qui succède au farcin est toujours plus promptement mortelle que dans celui-ci. La mort arrive ordinairement du cinquième au dixième jour après que la morve s'est déclarée.

La durée de la morve primitive varie de trois à vingt-cinq jours, et se termine invariablement par la mort, comme dans l'observation n° 2, celle de Cardon.

La maladie qui débute par le farcin suit, au contraire, une marche lente, entrecoupée d'espérances et de déceptions, comme dans l'observation n° 1, relative à Gauthier. Sa durée, toujours assez longue, varie de quatre mois (cette durée, que je crois la plus courte, a été celle de la maladie d'un élève vétérinaire atteint d'angioleucite farcineuse) à un an et plus, pour se terminer presque toujours par une morve aiguë, quelquefois par la consomption et son triste cortége; très-rarement par guérison, à laquelle font croire seules les erreurs de diagnostic; cependant l'angioleucité farcineuse par inoculation accidentelle peut être exceptée de cette règle.

SYMPTOMES DE LA MORVE FARCINEUSE AIGUE.

La morve aiguë ne se développe chez l'homme qu'après une période d'incubation plus ou moins longue et peu connue jusqu'à ce jour ; surtout quand elle est le résultat de l'infection.

Cette incubation est toujours très-difficile à apprécier d'une façon rigoureuse, mathématiquement exacte ; mais, d'après des données comparatives recueillies sur une assez grande échelle, elle varie de dix jours à plusieurs mois. Elle nous paraît d'autant plus pernicieuse, qu'elle s'enveloppe toujours d'un certain mystère, et entraîne fatalement les praticiens à porter, dès le début, le diagnostic d'une affection peu grave, pour les forcer ensuite à reconnaître sa véritable nature quand l'appareil des symptômes formidables a soulevé le masque qu'elle emprunte le plus souvent aux fièvres rhumatismales, aux fièvres exanthématiques, etc., etc.

Pour un observateur qui a déjà vu un cas de morve, la maladie est bientôt jugée; et, à ce sujet, M. Vigla a dit une chose fort judicieuse, c'est que le médecin qui a vu deux cas de morve les a tous vus.

En effet, la maladie présente une série de phénomènes, toujours les mêmes en procédant par ordre, et un ensemble de symptômes qui diffèrent autant de toute autre affection qu'ils se ressemblent entre eux : ainsi, sur un très-grand nombre d'observations citées par les auteurs d'angioleucites survenues à la suite de piqûres, d'anatomistes et d'autres, il n'est nulle part mention d'écoulement par les narines; fait capital, selon nous, parce qu'il est particulier à la morve, dès qu'il est accompagné de l'un ou plusieurs des phénomènes que nous avons déjà mentionnés, comme les éruptions cutanées, essentielles, qui peuvent reproduire le mal par le fait de l'inoculation.

La morve aiguë débute le plus souvent d'une manière insidieuse par du malaise, de la courbature, de la céphalalgie, un frisson initial plus ou moins prolongé, de la dyspnée, des douleurs thoraciques, de la toux, de la diarrhée, des rêves pénibles, etc., etc.

Un peu plus tard surviennent des douleurs arthritiques et musculaires ; des accès de fièvre irréguliers ou franchement intermittents, comme M. Marchant en rapporte un fait, et enfin une éruption pustuleuse, des plaques érythémateuses et érysipélateuses, des bulles gangréneuses à la peau, particulièrement au visage, des collections purulentes sous-cutanées, l'œdéme des paupières ou de toute autre partie du corps, les sueurs, etc., etc.

Dans tous les cas, les symptômes généraux d'infection précèdent toujours les éruptions. D'après MM. Rayer et Bréchel, l'éruption des fosses nasales est facile à apercevoir sur la cloison du nez en écartant les narines.

Il faut s'appliquer à examiner la cavité buccale, pour s'assurer s'il existe ou non des désordres du côté de la glotte, de l'épiglotte, du larynx, du pharynx, des piliers, des amygdales, et quelquefois des bronches et du poumon. Les manifestations qui peuvent se produire de ces côtés sont précédées de chaleur, d'altération de la voix, de rougeur, et ensuite d'érosion et de phlyctènes, avant qu'arrive la dégénérescence complète qui détermine l'écoulement par la bouche d'une sanie particulière ayant une odeur *sui generis*.

D'après M. Rayer, dont l'opinion fait loi, car devant un auteur si consciencieux le doute est impossible et l'incertitude n'est pas permise, d'après M. Rayer, disons-nous, le diagnostic de la morve présente aujourd'hui aussi peu de difficulté et d'incertitude chez l'homme que chez les solipèdes, même pour la morve gangréneuse, la plus fréquente et la plus rapide, celle qui aurait le plus d'analogie avec la gangrène de la bouche, dans notre observation n° 2, celle de Cardon, et dans celle du docteur Saucerotte, n° 4, affection dont nous avons donné des exemples.

Les maladies avec lesquelles la morve aiguë peut être confondue sont peu nombreuses ; ce sont en première ligne l'angioleucite par infection purulente, certaines varioles graves et putrides, la fièvre typhoïde avec pétéchies et taches gangréneuses, la pustule maligne, etc., etc. Mais aucune de ces maladies n'offre cette circonstance caractéristique de la morve farcineuse, jetage par les narines d'une sanie sanguinolente, apparition des symptômes généraux d'infection avant l'éruption de la contagion immédiate.

C'est au médecin qu'il appartient de grouper les manifestations propres à la morve et d'éliminer celles qui sont particulières ou communes aux affections que nous venons de nommer.

SYMPTOMES DU FARCIN OU MORVE SANS JETAGE.

Le farcin, en passant du cheval à l'homme, ne doit rationnellement pas conserver ses caractères primitifs ; car, communiqué d'un animal très-fort à un être comparativement beaucoup plus faible, il doit parcourir une marche plus rapide, et déterminer des désordres d'une autre nature. C'est ainsi que chez l'homme on ne voit presque jamais les engorgements des ganglions qui existent toujours chez le cheval, et qui y sont le symptôme qui a le plus de valeur.

Le farcin, contrairement à ce qui se produit pour la morve, se communique assez souvent par inoculation ; il faut donc s'enquérir de prime-abord, et d'une manière détournée afin de ne pas effrayer le malade, s'il n'a pas eu de rapports avec des chevaux farcineux.

Que la maladie ait été contractée par infection ou par l'absorption médiate du contagium particulier, voici quelle est la succession des symptômes.

Lorsque le farcin se développe par infection, il est presque toujours précédé, comme la morve, de fièvre initiale erratique, de frissons, d'anorexie, de symptômes gastriques, de pleurodynie, de rêvasseries, de pesanteur de tête. Après ces symptômes d'invasion, les phénomènes les plus ordinaires sont les douleurs dans les articulations ou dans les muscles, simulant les rhumatismes; le plus souvent ces douleurs sont nocturnes, comme chez Gauthier, sujet de l'observation n° 1. Les phlegmons, les pustules et les engorgements circonscrits viennent plus tard; la peau prend une teinte rouge ou violette, et quelquefois elle est frappée de gangrène; mais le plus souvent elle se transforme en de véritables abcès, dont le pus varie dans sa consistance et dans sa couleur.

Si l'abcès est promptement ouvert, le pus ressemble souvent à de l'albumine, surtout s'il s'est développé dans l'espace de quelques heures, comme cela se voit fréquemment; s'il est ouvert vingt-quatre heures après s'être formé, le pus qu'il contient ressemble, par sa consistance et sa couleur, à du chocolat plus ou moins foncé. Ces abcès se montrent surtout à la figure et dans les membres. Ils affectent la forme et le volume d'une forte amande.

Ces collections purulentes sont ordinairement molles, peu ou pas douloureuses, sous forme d'empâtement ou de bouffissure. Après l'apparition de ces phénomènes, la constitution s'altère; la maladie, par une marche généralement lente, parcourt ses phases, et se termine par la morve aiguë ou par la consomption.

Quand, au contraire, le farcin est le résultat de l'inoculation, il débute par des symptômes indiquant l'inflammation des vaisseaux lymphatiques accompagnée de phlébite superficielle. Très-souvent aussi, la blessure par laquelle a pénétré le virus paraît se cicatriser; mais les accidents généraux n'en marchent pas moins, et même ils s'aggravent au fur et à mesure que la plaie se guérit, pour se rouvrir bientôt et revêtir un aspect phagédénique de mauvaise nature. La tension du membre augmente de plus en plus, car l'angioleucite n'avait été que le prodrôme d'accidents graves. Des inflammations érysipélateuses se multiplient. La vie du malade se trouve de plus en plus menacée; plus tard le délire s'allume, tantôt tranquille, tantôt furieux.

Dans le farcin par contagion médiate, la mort survient plus lentement que dans celui qui a été contracté par inoculation : tous les deux se terminent le plus ordinairement par la mort, ou plutôt ils se terminent toujours par la mort. Ceci cependant ne s'applique pas à l'angioleucite farcineuse, qu'il ne faudrait pas confondre avec le farcin proprement dit; le farcin n'en diffère que parce qu'il manque en quelque sorte d'accidents généraux, et qu'il est toujours le résultat de la contagion.

On a prétendu que l'angioleucite farcineuse se termine quelquefois par un véritable farcin chronique.

MARCHE DE LA MORVE FARCINEUSE.

La marche de la morve farcineuse est toujours rapide à compter du jour où celle-ci est confirmée, soit qu'elle succède à l'infection, soit qu'elle succède à la contagion : sa durée varie ordinairement de trois à quatorze jours, qu'elle emploie à parcourir ses trois périodes, à partir du jetage. Sa terminaison est invariablement mortelle.

La marche du farcin ou de l'angioleucite farcineuse est au contraire très-lente quand celle-ci est le résultat d'une cause médiate; car, à son début, la maladie semble vouloir se dissimuler à l'aide des symptômes que nous avons déjà décrits.

Toutefois, avant de revêtir le caractère aigu qui peut aussi devenir promptement mortel, les premiers phénomènes qui marquent l'apparition du farcin, après s'être succédé avec une certaine lenteur, s'aggravent plus rapidement et d'une manière continue, pour se terminer par la morve ou par un empoisonnement des liquides de l'économie.

La mort, qui est presque toujours le résultat de la morve farcineuse, arrive dans un temps plus ou moins rapproché de son explosion, qui varie de plusieurs semaines à plusieurs mois et même à une année.

Dans les cas fort rares de guérison, la convalescence est longue et pénible.

ANATOMIE PATHOLOGIQUE DE LA MORVE AIGUE.

Les limites de ce travail ne nous permettent de signaler que les lésions constantes ou tout au moins celles qui s'observent le plus fréquemment.

Lésions générales. — Ce sont les pustules, les bulles, les tubercules, les éruptions varioloïformes à boutons non ombiliqués, les ecchymoses, rarement les engorgements ganglionnaires, les plaques gangréneuses de la face et des parties génitales, la bouffissure du visage, l'œdème des yeux, l'infiltration d'une sérosité sanguinolente des tissus ; puis les abcès multiples dans l'épaisseur des muscles, dont les fibres sont littéralement détruites par la présence du pus, et une foule de phénomènes propres aux cachexies en général.

Lésions locales et internes. — Nécrose des os du crâne, perforation de la cloison nasale, carie des os du nez, œdème de la glotte, comme cela s'est observé chez le chasseur mort d'hémorrhagie (observation n° 4), pétéchies, élevures, et quelquefois gangrène de la muqueuse; telles sont les principales lésions locales de la morve aiguë.

Les fosses nasales y sont ecchymosées, recouvertes d'élevures rouges ou grisâtres, baignées d'une sanie purulente caractéristique, et d'une odeur infecte, parsemées par places de petites granulations qui ressemblent assez à des grains de millet, et dont il faut tenir grand compte, car ces granulations ne se rencontrent que dans la morve.

Il existe aussi des plaques remplies d'une lymphe plastique et coagulable, et enfin, sur les cornets, des mamelons d'un tissu plus compacte, de transformation récente.

Les poumons sont congestionnés, ecchymosés ; ils présentent des traces de pneumonie lobulaire, altérations qui ne sont presque jamais constatées pendant la vie à l'aide de l'auscultation et de la percussion.

TRAITEMENT.

Le traitement prophylactique de la morve farcineuse est d'une importance d'autant plus grande, qu'une fois déclarée cette affreuse et terrible maladie est toujours mortelle.

C'est donc aux précautions hygiéniques capables d'empêcher la contagion, qu'il faut avoir recours, plutôt qu'aux moyens thérapeutiques, dont les résultats démontrent malheureusement l'inefficacité.

Toute l'importance, en fait de traitement, se réduit à empêcher la maladie d'être, et ensuite à reconnaître le plus tôt possible sa présence dans l'économie, si elle est déjà contractée ; car il n'est pas, dans le répertoire de la pathologie, une affection qui soit plus constamment mortelle que la morve farcineuse.

Avant d'arriver aux moyens prophylactiques les plus sûrs pour diminuer la fréquence de la morve chez nos cavaliers, passons rapidement en revue ce qui a été fait et dit jusqu'à ce jour à l'occasion de son traitement, bien qu'avec des résultats constamment négatifs.

On a vanté tour à tour les saignées générales ou locales, les toniques, les chlorures, les excitants diffusibles, les mercuriaux, les sudorifiques, le soufre, le camphre, l'iodure de potassium, les vomitifs, l'essence de térébenthine, et la créosote en pansements.

Parmi tous ces moyens, il n'en est aucun qui ait une valeur réelle. Cependant, je crois qu'au début, quand la maladie n'est en quelque sorte qu'à l'état d'incubation, il faut faire la médecine des symptômes, faire rejeter par les urines et par les sueurs le poison ou une partie du poison qui se trouve dans l'économie; et à ce sujet, je pense qu'à l'époque où j'ai éprouvé moi-même des accidents, après avoir fait l'autopsie de Gauthier, j'ai dû de ne pas les voir se continuer, ou de n'en voir pas surgir de nouveaux, qu'à l'action des vomitifs que j'ai pris coup sur coup, et aux sudorifiques, dont j'ai fait un usage immodéré.

La térébenthine et la créosote ont réussi deux fois comme moyen topique dans l'angioleucite farcineuse. Quant au chlore, il n'y a pas à compter sur lui, car le pus farcineux mélangé à cette substance ne perd rien de sa propriété contagieuse.

MM. d'Héran et Gagnage ont aussi employé le pyrolicate de fer sans succès marqué.

PROPHYLAXIE PRATIQUE DE LA MORVE FARCINEUSE DANS L'ARMÉE.

Il n'est certainement pas une question de médecine militaire qui intéresse à un plus haut point l'officier de santé de cavalerie que la prophylaxie de la morve chez l'homme de guerre.

Les personnes les plus exposées à la contracter dans un régiment sont, sans contredit, les vétérinaires, les maréchaux, et les cavaliers employés à l'infirmerie des chevaux.

La fréquence de la morve chez des hommes instruits, qui savent parfaitement les moyens de se garantir de cette maladie, et qui en connaissent si bien les funestes conséquences, prouve suffisamment combien elle doit être contagieuse, et combien nous devons prévenir, par des conseils, des exhortations, des ordres même, et par une surveillance de tous les instants, les militaires chargés de soigner les chevaux malades.

Pour s'en tenir à de simples conseils avec eux, il faudrait ne pas connaître le soldat, qui est trop évidemment insouciant de sa santé et de tout ce qui la concerne.

Il importe donc au plus haut degré, pour prévenir le développement de la morve, que les cavaliers chargés de soigner les animaux malades soient prévenus fort souvent de l'imminence des dangers qu'ils courent s'ils négligent les moyens préservatifs que l'on prend ordinairement à leur égard.

Nous n'avons pas à proposer ici à MM. les vétérinaires des moyens qu'ils connaissent tout aussi bien que nous; et pourtant, rappelons-leur qu'un bon nombre d'entre eux sont chaque année victimes des dangers auxquels les expose leur profession.

Arrivons donc aux maréchaux-ferrants, qui, eux aussi, ont une connaissance assez exacte du danger, mais qui, par insouciance ou apathie, négligent fort souvent de se laver les mains après les pansements de chevaux farcineux, et qui prennent trop peu de précautions pour se garantir le visage quand le cheval ébroue pendant les titillations qu'ils lui font subir forcément pour s'assurer de l'état des fosses nasales. Servant d'aides à MM. les vétérinaires pendant leurs opérations, ils négligent encore de s'assurer s'ils n'ont pas de plaies ou d'écorchures susceptibles de fournir une voie à l'inoculation; mais ce qui les expose bien davantage encore, c'est que ces mêmes circonstances se reproduisent pendant les autopsies, et qu'alors ils ont une chance défavorable de plus en plongeant les mains dans des flots de liquide, où ils peuvent se blesser, sans même en avoir la conscience, soit avec leurs instruments, soit avec des esquilles.

Ne serait-il pas convenable, dans ce cas, que leurs mains fussent *toujours* protégées par de bons gants ?

Les cavaliers attachés aux chevaux morveux sont continuellement en contact avec eux; ils les étrillent, les bouchonnent, les brossent pendant un temps assez long; ils les épongent deux fois par jour; dans quelques régiments, ils couchent dans les écuries, et, malgré des défenses réitérées, ils s'enveloppent dans les couvertures disponibles; ils y transpirent, et se trouvent, par ce fait, acquérir une aptitude absorbante bien plus prononcée ; ils sont encore chargés de promener ces mêmes chevaux, et font souvent ces promenades aux allures vives, et, s'ils ont un point enflammé sur quelque partie du corps en contact avec l'animal, il n'en faut pas davantage pour déterminer un furoncle farcineux, comme nous en avons vu un survenir par absorption de la transpiration du cheval, chez l'artilleur Gauthier (observation n° 1).

Le point auquel il faut attacher le plus d'importance est évidemment celui qui consiste à faire que les cavaliers ne s'endorment pas dans les couvertures des chevaux, car le fait rapporté au sujet d'un hussard du 8e régiment rappelle des circonstances toutes pareilles.

Les cavaliers que l'on attache aux infirmeries sont ordinairement pris parmi les soldats les plus apathiques, les plus insouciants, les moins propres, les moins intelligents, en un mot, parmi ceux qui réunissent le plus de chances capables de favoriser la contagion. Ajoutez à ce fait capital la mauvaise habitude que l'on a de les laisser chargés de ce service dégoûtant pendant des mois, que dis-je, des années !... jusqu'à leur libération quelquefois, sous prétexte qu'ils acquièrent plus d'aptitude à le bien faire, et que, du reste, ils s'y plaisent (ce qui est très-vrai malheureusement).

Les militaires attachés aux infirmeries sont souvent encore forcés d'entrer et de rester à jeun dans les écuries. C'est peut-être un préjugé de croire que cette circonstance est défavorable : quand bien même, pourquoi ne pas l'accepter, puisqu'il est sans inconvénient ? Souvent les cavaliers emploient la paille des litières pour bouchonner ; ils introduisent leurs doigts dans les naseaux pour en détacher les croûtes, pour enlever la sanie qui les obstrue ; ils portent machinalement leurs mains maculées de pus à leur visage sans y prendre autrement garde, quelquefois même ils boivent dans le seau qui sert aux chevaux malades.

Signalons encore une pratique assez vicieuse et qui peut avoir ici des conséquences fort graves ; elle consiste, quand on s'est piqué avec une paille, par exemple, à opérer de suite la succion avec la bouche. Eh bien ! ici, dans l'espèce, cette pratique est entièrement vicieuse et doit être absolument évitée, aussi bien que la coutume de prendre les repas dans les écuries, et que celle de déposer des effets à l'usage de l'homme dans les mangeoires.

Il y aurait cependant deux choses à faire pour attaquer le mal dans son principe :

1° Diminuer le nombre des chevaux morveux ou farcineux dans les régiments, en les faisant disparaître sans miséricorde au fur et à mesure qu'il s'en présente ;

2° Supprimer tout rapport entre l'homme et les animaux malades.

Cette précaution paraît si importante et si judicieuse, que le Ministre a décidé, il y a déjà fort longtemps, que les chevaux morveux ou farcineux ne serviraient plus aux travaux anatomiques de l'école d'Alfort, et que des règlements de police très-sévères régissent cette matière dans tous les établissements considérables et même chez les particuliers.

Après avoir indiqué les circonstances qui favorisent la contagion du cheval à l'homme dans l'armée, après nous être exprimé sur l'impuissance des remèdes, bornons-nous à décrire quelques moyens capables de prévenir la contagion médiate ou immédiate.

Les cavaliers ne devront, sous aucun prétexte, être retenus dans les infirmeries des chevaux pour y faire un service quelconque pendant un temps qui dépasserait vingt-quatre heures ; ce service sera fait à tour de rôle.

Ils ne devront, sous aucun prétexte, coucher dans les écuries des chevaux douteux. Les couvertures qui auront appartenu aux chevaux morveux ou farcineux devront être désinfectées par les soins des vétérinaires, comme les fournitures des hommes galeux le sont par les soins du médecin.

Les hommes ne devront jamais s'envelopper, étant de garde d'écurie, même aux chevaux sains, fût-ce pendant les hivers les plus froids, dans les couvertures des chevaux : cette habitude qu'ils ont rend difficile la recherche des moyens par lesquels s'effectue la contagion.

MM. les adjudants de semaine pourront être, avec succès, chargés du soin de veiller chaque jour à l'exécution des mesures préventives.

Les hommes ne devront jamais promener les chevaux malades que par le bridon ou par la longe, sans jamais les monter.

Le service de l'infirmerie devra être fait indistinctement par chaque cavalier à tour de rôle, sans aucune préférence, et sans qu'il soit possible de s'y soustraire ou de s'y faire placer par goût.

Les militaires employés aux chevaux malades ne devront pas entrer le matin à jeun dans les écuries. Ils ne devront jamais bouchonner ces chevaux avec la paille de leur litière ; ils ne devront jamais boire dans les seaux qui servent aux chevaux, même aux chevaux sains ; enfin ils ne devront nettoyer les naseaux qu'avec une éponge qui sera assez souvent renouvelée.

Si un militaire se fait une piqûre avec de la paille en bouchonnant, ou avec un objet infecté servant à panser un cheval farcineux, on devra de suite faire soigner la plaie, courir à la forge pour cautériser avec un fer rouge, ou bien le faire avec de la potasse de Vienne. Aucun militaire ne prendra son repas dans l'écurie des chevaux douteux.

La mort étant toujours la conséquence de l'invasion de la morve farcineuse, il faut à tout prix la faire disparaître de l'armée : conserver un cheval morveux ou farcineux, c'est conserver un foyer d'infection qui sera cependant détruit, mais après avoir propagé l'élément morbide qu'il renferme.

Il faudrait donc que des ordres sévères fussent donnés pour qu'on ne pût conserver les chevaux douteux dans les régiments que juste le laps de temps RIGOUREUSEMENT nécessaire pour constater le danger, et qu'à l'abri D'AUCUNE RAISON, *en temps de paix surtout*, on ne pût différer le sacrifice des chevaux morveux, sous le fallacieux prétexte que la morve est chronique, ou que le farcin guérit. La morale gagnerait à ces soins préservatifs, pris dans l'intérêt de la santé des hommes; et, pour ce qui est des chevaux, le Trésor public y trouverait aussi son compte.

Il n'y aurait plus de vétérinaires non contagionistes.